体外膜肺氧合（ECMO）辅助救治心血管急危重症病例精解

主编　姜福清　李惠君　叶晓青　王丽丽

U0195644

上海科学技术文献出版社

Shanghai Scientific and Technological Literature Press

图书在版编目（CIP）数据

体外膜肺氧合（ECMO）辅助救治心血管急危重症病例精解 / 姜福清等主编 . -- 上海：上海科学技术文献出版社，2024
（阜外深圳医院临床案例）
ISBN 978-7-5439-9074-6

Ⅰ.①体… Ⅱ.①姜… Ⅲ.①体外循环—应用—心脏血管疾病—急性病—诊疗②体外循环—应用—心脏血管疾病—险症—诊疗 Ⅳ.① R540.597

中国国家版本馆 CIP 数据核字（2024）第 095870 号

策划编辑：张　树
责任编辑：应丽春
封面设计：李　楠

体外膜肺氧合（ECMO）辅助救治心血管急危重症病例精解

TIWAI MOFEI YANGHE (ECMO) FUZHU JIUZHI
XINXUEGUAN JIWEI ZHONGZHENG BINGLI JINGJIE

主　　编：姜福清　李惠君　叶晓青　王丽丽
出版发行：上海科学技术文献出版社
地　　址：上海市淮海中路 1329 号 4 楼
邮政编码：200031
经　　销：全国新华书店
印　　刷：河北朗祥印刷有限公司
开　　本：710mm×1000mm　1/16
印　　张：16.5
版　　次：2024 年 5 月第 1 版　2024 年 5 月第 1 次印刷
书　　号：ISBN 978-7-5439-9074-6
定　　价：198.00 元

http://www.sstlp.com

体外膜肺氧合（ECMO）
辅助救治心血管急危重症病例精解

编委会

主　编

姜福清　李惠君　叶晓青　王丽丽

副主编

杨晓涵　周楚芝　黄维超

卢永康　刘　淦　颜　倩

编　委

（按姓氏笔画排序）

王尔辉　刘玉富　李　坚

张雪娇　陈其龙　易　鑫

查凤艳　要惜梦

郭柏熠　彭　盼

　　心血管急危重症包括急性心肌梗死、心脏外科术后低心排、急性心力衰竭、严重的暴发性心肌炎、肺栓塞等疾病，这些患者病情往往"急""危""重""难"，其救治对临床医师提出了更高的要求，对临床专科医师而言除了需要有扎实的临床功底外，同时对心血管系统疾病的诊治理念、治疗技术及机械辅助循环支持等前沿知识也需要及时掌握。

　　体外循环于1953年诞生于美国，初衷是通过人工心肺机代替人体心脏和肺脏功能，为心脏手术创造必要条件。历经七十年发展，体外循环技术及设备逐渐成熟，已经成为配合心脏外科医师进行手术的重要帮手；在此基础上衍生出了体外生命支持（extracorporeal life support，ECLS）技术，目前普遍公认而且可以快速建立的ECLS系统就是体外膜肺氧合（extracorporeal membrane oxygenation，ECMO）。ECMO是采用体外循环技术进行操作和管理的一种辅助治疗手段。

　　ECMO的工作模式主要分为两种方式：静脉-静脉（V-V）转流与静脉-动脉（V-A）转流。V-V转流是将静脉血引出，经氧合器氧合并排除二氧化碳后泵入另一静脉，V-V转流为肺替代的方式；V-A转流是将静脉血引出经氧合器氧合并排除二氧化碳后泵入动脉，V-A转流为心肺联合替代的方式。ECMO能为危重患者提供有效的循环和呼吸支持，对于危重心功能衰竭和呼吸衰竭患者的救治起有积极的作用。ECMO作为一种能够快速建立、效果良好，且性价比较高的机械支持，在一定程度上替代了心脏及肺脏功能，促进受损的心肌及肺功能得到恢复，其适应证也随之不断扩大。

　　近年来，ECMO已经走出手术室，进入重症监护病房、急诊、导管室，甚至是院前急救环节，成为危重症患者呼吸和循环系统的强大辅助支持手段，其在新冠疫情期间更有突出表现。现阶段，ECMO技术已经日趋成熟，在临床上应用广泛，它为呼吸循环衰竭、危重症心肌梗死、心源性休克等患者提供了生命保障。ECMO的救治能力体现了一个医院的整体医疗水平，个人和单个科室难以承担此工作，需要各个科室团队协作，如体外循环、外科、内科、ICU、血库、超声科、放射科、化验室等。由于ECMO技术涉及多个科室，我们需明确ECMO团队成员及各成员职责，掌握ECMO的适应证与禁忌证，制订不同病种的ECMO启动流程。

有鉴于此，在深圳市"三名"工程项目的支持下，我们收集了近年我院ECMO辅助救治心血管急危重症的病例，每个病例保留诊治过程中的实际情况并突出ECMO救治过程中的特点，结合基本知识并查阅文献针对临床相关最新进展进行讨论，最后归纳成册。本书通过介绍我院ECMO在不同心血管急危重症患者中的应用经验，并结合相关文献进行讨论分析，旨在提高心血管急危重症的救治能力。同时本书还介绍了中国医学科学院阜外医院深圳医院外科系统及内科系统ECMO的快速反应流程，旨在加快ECMO启动速度及增强ECMO团队成员的协作能力。希望本书能对所有参与急危重症治疗的相关人员，包括ICU医生、胸心血管外科医生、体外循环医生、心血管内科医生、急诊科医生、麻醉医生及ICU护士等同道及广大读者有所帮助。我们希望此书能起到抛砖引玉的作用，希望全国同道在阅读此书时结合自身临床实践，不断提高ECMO成功率。

本书凝聚了中国医学科学院阜外医院深圳医院心血管内、外科全体医护人员的辛勤劳动和智慧，是一部集体创作，感谢为本书做出贡献的全体医护人员。由于ECMO管理是多个科室协作，参编人员众多，水平有限，书中难免有疏漏及不妥之处。我们敬请各位读者提出宝贵意见，让我们共同提高。同时亦对各位读者的善意批评和建议，表示深深的感谢。

编　者

2023年11月16日

目 录

ECMO在急性心肌梗死PCI中的应用

例一：

一、病历摘要

患者男性，53岁，身高169cm，体重70kg，BMI 24.5。主因"反复突发胸痛2周，再发加重5小时"于2022年5月23日21：56入院。

现病史：患者入院2周前突发胸痛，症状持续约1小时，当地社区健康服务中心检查提示$V_1 \sim V_6$导联ST段轻度升高（具体诊疗不详），患者未重视。入院5小时前（2022年5月23日16：00）在劳动时突发心前区压榨痛，全身大汗伴头晕、黑矇，症状持续未缓解。为进一步诊疗到我院急诊（21：13），当时神情稍淡漠，四肢冰冷，心率55次/分，血压74/52mmHg，心电图（21：15）提示：三度房室传导阻滞，Ⅱ、Ⅲ、aVF、$V_3 \sim V_6$ ST段抬高；Ⅰ、aVL、$V_1 \sim V_3$ ST段压低。心脏超声：室壁运动减弱、欠协调；右室游离壁运动似减弱，LVEF 37%。考虑急性下壁ST段抬高型心肌梗死，予阿司匹林肠溶片300mg、替格瑞洛片180mg、阿托伐他汀钙片40mg口服，胰岛素10U皮下注射，去甲肾上腺素、多巴胺静脉泵入，急诊送导管室行介入治疗。本次发病以来，无咳嗽、咳痰，无反酸、嗳气，无畏寒、发热，大小便未解，体重无明显增减。

既往史及个人史：既往2型糖尿病20余年，口服二甲双胍0.5g，每天3次；发现高血压2年，血压最高140/96mmHg，不规律服药。否认肝病、肾病病史。否认传染病病史，否认遗传性疾病病史，有吸烟史20余年，10支/天，未戒烟。余无特殊。

入院查体：体温36.3℃，脉搏106次/分，呼吸20次/分，血压

142/46mmHg。神志清晰，急性病容，卧位。球结膜无水肿，巩膜无黄染，瞳孔等大等圆。无口唇发绀，甲状腺无肿大，无颈静脉怒张。双肺呼吸音清晰，双肺闻及湿啰音。心前区无隆起，心脏浊音界正常，心律齐，心率106次/分，未闻及心脏杂音，移动性浊音阴性。腹部平坦，无压痛、反跳痛，肠鸣音正常。病理反射未引出。

入院诊断：

冠状动脉粥样硬化性心脏病

　　急性下壁ST段抬高型心肌梗死

　　急性前壁心肌梗死

　　心律失常

　　　　间歇性三度房室传导阻滞

　　心源性休克

　　心功能Ⅳ级（Killip分级）

高血压病1级（极高危）

2型糖尿病

肾功能不全

高尿酸血症

入院后辅助检查：

1. 抽血化验

动脉血气分析：酸碱度7.27，氧分压68mmHg，二氧化碳分压21mmHg，乳酸9.1mmol/L，钾3.9mmol/L，血糖22mmol/L。

血常规：超敏C反应蛋白测定（全血）6.72mg/L，白细胞计数15.46×10^9/L↑，中性粒细胞绝对值11.47×10^9/L↑，红细胞计数5.67×10^{12}/L，血红蛋白158g/L。

电解质：钾3.33mmol/L↓，钠142mmol/L，氯100.9mmol/L，钙2.26mmol/L，碳酸氢根16.7mmol/L↓

肝肾功能：肌酐158μmol/L↑，尿酸579μmol/L↑，肾小球滤过率42.39ml/（min·1.73m²），谷丙转氨酶36U/L，谷草转氨酶61U/L↑，直接胆

红素8.7μmol/L↑，白蛋白42.8g/L。

肌酸激酶256U/L，肌酸激酶同工酶5.70ng/ml↑，乳酸脱氢酶212U/L，α羟丁酸脱氢酶152U/L。

高敏肌钙蛋白T 0.034ng/ml↑，高敏肌钙蛋白I 0.116ng/ml↑。

N末端B型钠尿肽前体258.3pg/ml。

凝血酶原时间测定14.10秒↑，活化部分凝血活酶时间33.6秒，D–二聚体定量0.64mg/L↑。

甲状腺功能、传染病四项等结果正常。

2. 心电图　完全性右束支传导阻滞，间壁心肌梗死（病例1图1）。

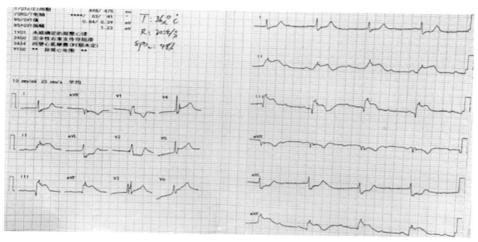

病例1图1　入院后心电图

3. 胸片　IABP术后。双肺水肿，左肺结节，双肺感染性改变（病例1图2）。

4. 急诊心脏超声　心功能：左室侧后壁、前壁基底段运动尚可，余室壁运动减弱、欠协调；右室游离壁运动似减弱。左室节段性室壁运动异常，三尖瓣轻度反流，肺动脉高压（42mmHg），二尖瓣轻度反流，左室整体收缩功能减低。EF 37%。

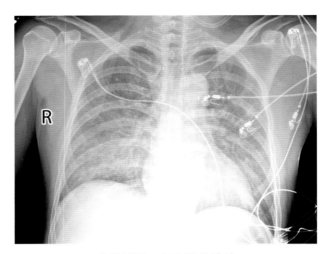

病例1图2　ECMO前胸片

二、诊疗经过

入院后患者神情淡漠，四肢冰冷，心率55次/分，血压74/52mmHg，心电图提示：三度房室传导阻滞，Ⅱ、Ⅲ、aVF、$V_3 \sim V_6$ ST段抬高；Ⅰ、aVL、$V_1 \sim V_3$ ST段压低。心脏超声：室壁运动减弱、欠协调；右室游离壁运动似减弱，LVEF 37%。考虑急性下壁ST段抬高型心肌梗死，予急送导管室行冠脉造影，造影提示：冠脉三支病变，前降支近段完全闭塞，回旋支全程弥漫性病变，中段狭窄最重95%，右冠状动脉近段见弥漫血栓影，中段第二转折以近完全闭塞。予置入IABP，右冠状动脉置入三枚药物支架，血流恢复良好。前降支行PTCA，重复造影提示前降支全程弥漫性病变，狭窄最重95%。考虑患者PCI术后LAD（左前降支）、LCX（左回旋支）未开通，心功能极差，IABP及大剂量血管活性药支持下仍频发室性期前收缩，循环不稳定，内环境紊乱，低氧，高乳酸血症。遂在清醒状态下予VA-ECMO辅助（左侧股动脉19F；右侧股静脉21F）。

ECMO辅助流量在3000～3900/min（病例1图3），逐渐减停血管活性药物，辅助4天后患者血压高，加用硝普钠降压。ECMO辅助一周后逐渐减流量评估，并行泵控逆流试验，循环难以维持，EF 20%，遂恢复流量。肝素

004

用量在400～1100U/h，维持全血凝固时间在144～248秒，部分活化凝血活酶时间在59～155.8秒。ECMO辅助后患者内环境改善，肝肾功能好转，心肌酶下降。EF在20%～30%（病例1图4）。患者心肌梗死面积大，LAD及LCX未完全血运重建，ECMO支持期间患者心功能恢复差，EF在20%～30%，两次尝试下调ECMO支持参数，患者循环难以维持。多学科会诊后考虑等待心脏移植。ECMO支持两周后，因患者凝血功能紊乱，鼻腔、气道及各植入管道渗血，膜肺可见血栓附着，予加大血管活性药物后逐渐减流量并顺利撤除ECMO（辅助328小时40分钟，全程清醒状态下）。

撤除后患者心功能EF在30%左右，反复发作心力衰竭，予等待心脏移植。撤除后患者出现肺部感染、消化道出血、肝肾功能不全，给予高流量湿化辅助通气、抗感染、护肝、护肾、维持器官灌注、禁食、营养支持、康复训练等对症支持治疗。在心衰病房治疗3个月后病情缓解出院。出院后患者仍反复发作心力衰竭，多次在我院心衰病房住院治疗。半年后患者终于等到匹配的供体，予行心脏移植手术。移植术后予抗排斥、抗感染、护胃、护肾、营养支持、维持水电解质平衡等对症治疗1个月后，患者无胸闷、气促等不适，恢复良好，予康复出院，出院后门诊规律随访，恢复良好。

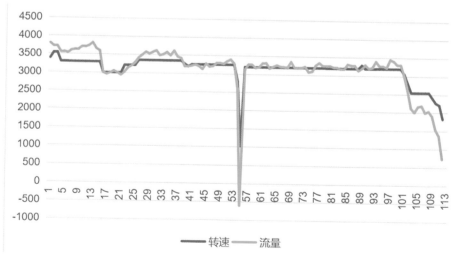

病例1图3　ECMO转速及流量

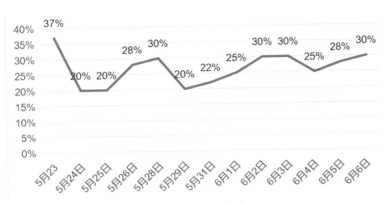

病例1图4　EF变化

出院诊断：

冠状动脉粥样硬化性心脏病

　急性下壁ST段抬高型心肌梗死

　急性前壁心肌梗死

　心律失常

　　间歇性三度房室传导阻滞

　心源性休克

　心功能Ⅳ级（Killip分级）

高血压病1级（极高危）

2型糖尿病

肾功能不全

高尿酸血症

肺部感染

腹主动脉瘤

　腹主动脉瘤血栓形成

低蛋白血症

双侧胸腔积液

贫血

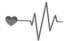

消化道出血

随访： 出院后1个月余门诊随访患者，患者无明显不适，可正常生活。复查心脏彩超提示：原位心脏移植术后，左室整体收缩功能未见异常，EF 61%。

例二：

一、病历摘要

患者男性，67岁，身高166cm，体重76.5kg，BMI 27.8。主因"反复胸闷胸痛4年，再发加重6小时"于2022年3月5日6：57入院。

现病史： 患者4年前开始反复出现劳力性胸闷，持续3～5分钟，休息后可缓解，2017年7月入我院，行食管超声提示二叶主动脉瓣，主动脉瓣轻-中度狭窄，升主动脉显著扩张（47mm），左室EF 56%。行冠脉造影示：前降支近段管状狭窄50%，回旋支近段血管局限性狭窄40%，第二钝缘支近段狭窄95%，同期发现心房颤动心律，建议药物治疗，出院后规律口服"达比加群酯胶囊（0.11g口服2次/日）、美托洛尔缓释片（95mg口服1次/日）、瑞舒伐他汀10mg 1次/晚"，症状缓解。近半年以来再次出现劳力性胸闷，性质同前，未重视。6小时前（3：00）睡眠时无明显诱因出现心前区闷痛，自行含服"速效救心丸"半小时后缓解。5小时前（4：00）症状再发，伴出汗、胸闷、气促，持续未缓解，为进一步诊疗到我院急诊（5：53），行心电图（5：58）提示"心房颤动心律，V_2～V_5 ST段抬高，Ⅰ、aVL、V_6 T波倒置"，高敏肌钙蛋白I（hs-cTnI）0.126ng/ml↑，予阿司匹林肠溶片300mg、替格瑞洛片180mg、阿托伐他汀钙片40mg、呋塞米注射液40mg静脉注射。急诊介入造影示：前降支近中段发出对角支后完全闭塞，前向血流TIMI 0级，行PTCT及血栓抽吸，术中仍胸闷、气促、躁动、血压及末梢氧下降，查动脉血气分析：氧分压62mmHg，予留置IABP辅助后症状未见明显改善。患者在导管室反复发作心室过速、心室颤动，使用血管活性药物及IABP支持后血压仍难以维持，乳酸上升，请ECMO团队讨论病情并与患者家属沟通病情后，予急诊清醒状态下置入VA-ECMO辅助后症状改善。后收入CCU，入科后仍有阵发性胸闷、呼吸困难。本次发病以来无黑矇、晕厥，无畏寒、发热，大小便正常，体重无明显增加。

既往史及个人史： 10年前车祸致双侧锁骨骨折行锁骨骨折内固定术；高血压病史8年，最高190/100mmHg，曾服用厄贝沙坦治疗；高脂血症病史4年，长期口服瑞舒伐他汀10mg每天1次。否认糖尿病病史。余无特殊。

入院查体： 体温36.2℃，脉搏85次/分，呼吸19次/分，血压108/62mmHg。神志清晰，急性病容。球结膜无水肿，巩膜无黄染，瞳孔等大等圆。无口唇发绀。双肺呼吸音清晰，双肺闻及湿啰音。心前区无隆起，心脏浊音界正常，心律绝对不齐，主动脉瓣听诊区闻及2/6级杂音，移动性浊音阴性。腹部平坦，无压痛、反跳痛，肠鸣音正常。

入院诊断：

冠状动脉粥样硬化性心脏病

急性ST段抬高型前壁心肌梗死

心房颤动

心源性休克

心功能Ⅳ级（Killip分级）

心脏瓣膜病

主动脉瓣中度狭窄

升主动脉扩张

高血压病3级（极高危）

高脂血症

入院后辅助检查：

1. 抽血化验

动脉血气分析：酸碱度7.44，氧分压62mmHg，二氧化碳分压32mmHg，乳酸1.8mmol/L，碱剩余-2.5mmol/L，实际碳酸氢根21.7mmol/L，标准碳酸氢根23.6mmol/L，钠132mmol/L，钾3.7mmol/L。

血常规：白细胞计数9.11×10^9/L，中性粒细胞百分比76.4%↑，血红蛋白157g/L↓，血小板计数167×10⁹/L。

电解质：钾4.0mmol/L，钠137mmol/L，氯98.80mmol/L，钙2.2mmol/L。

肝肾功能：肌酐118μmol/L，谷丙转氨酶19U/L↑，谷草转氨酶24U/L↑，余项目正常。

肌酸激酶94U/L，肌酸激酶同工酶4.7U/L，乳酸脱氢酶245U/L。

高敏肌钙蛋白I 0.126ng/ml↑，高敏肌钙蛋白T 0.044ng/ml↑。

N末端B型钠尿肽前体21 714.2pg/ml↑。超敏C反应蛋白0.6mg/L↑。D-二聚体0.12mg/L↑。

血糖、甲状腺功能、传染病四项等结果正常。

2．心电图　心房颤动，V_2、V_3导联异常Q波，V_4导联ST段抬高（病例1图5）。

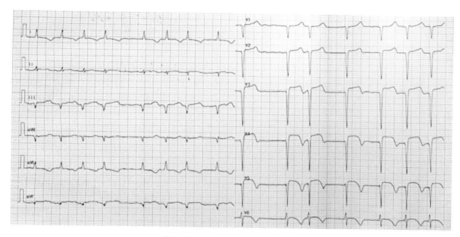

病例1图5　入院后心电图

3．胸片　IABP置入术后，左心增大为主，主动脉硬化（病例1图6）。

4．急诊床旁心脏超声　左心扩大、右房室腔不大，左室前壁、室间隔心尖段及部分中段变薄，未见室壁瘤及附壁血栓回声，心包腔内未见液性暗区；主动脉瓣瓣叶增厚、粘连，开放显著受限，主动脉瓣前向血流增快，峰速3.5m/s，峰压差47mmHg，二、三尖瓣轻度反流，估测肺动脉收缩压约43mmHg。符合前壁心肌梗死改变，主动脉瓣中度狭窄，心扩大、左室壁肥厚，升主动脉扩张。EF 32%。

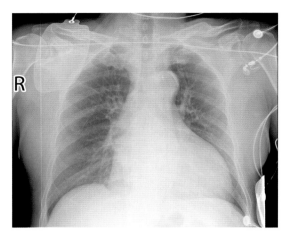

病例1图6　胸片

二、诊疗经过

入院后患者胸闷、气促、呼吸困难，急诊行心电图提示"心房颤动心律，V_2～V_5 ST段抬高，Ⅰ、aVL、V_6 T波倒置"予急送导管室行冠脉造影，造影提示：左主干尾部斑块，前降支近中段散在斑块，对角支发出后完全闭塞，前向血流TIMI 0级；送入抽吸导管行前降支血栓抽吸术。重复造影示前降支中远段血流稍改善。患者在导管室反复发作室性心动过速、心室颤动，使用大剂量血管活性药物及置入IABP支持后血压仍难以维持，查动脉血气分析：氧分压62mmHg，乳酸上升，请ECMO团队讨论病情并与患者家属沟通病情后，予急诊清醒状态下置入VA-ECMO辅助（左侧股动脉17F、右侧股静脉21F），注入3000U肝素，全血凝固时间检测达标（319秒），调整插管于合适位置，连接ECMO管路，转机后各项参数正常（开始转机时间2022年3月5日8：16），经超声证实静脉插管于正确位置后患者症状改善转入CCU病房。

患者转入CCU后仍有胸闷、气促不适，床旁心电图提示V_2～V_5导联Q波形成伴ST段弓背抬高，在ECMO及IABP辅助下血压86/36mmHg，予去甲肾上腺素＋多巴胺持续泵入，血压恢复至101～134/35～58mmHg。2022年3月5日11：30患者开始发作持续性胸闷、烦躁，伴右上肢末梢氧下降，血压121/43mmHg，心电图较前对比V₂～V₅导联ST段弓背抬高，予含服硝酸甘油无效，程度进行性加重，尝试右美托嘧啶镇静患者诉症状加剧予停用。2022年3月5日11：50患者诉胸闷继续加重，血压75/41mmHg，考虑患者急性心力衰竭可能性大，予吗啡、二羟丙茶碱静脉注射，加大去甲肾上腺素剂量及多巴胺剂量静脉泵入稳定循环，症状改善。急查心脏超声提示：主动脉瓣二瓣化，中度狭窄，主瓣开放可，ECMO静脉端位于心房内靠近房间隔位置，请外科值班二线予调整管道位置。后患者症状改善。

ECMO辅助期间ECMO转速在2500～3700转/分，流量在2000～3700L/min（病例1图7）。ECMO期间持续泵入肝素150～420U/h，全血凝固时间维持在192～328秒，活化部分凝血活酶时间波动于51～124秒（病例1图8、病例1图9）。ECMO支持期间血红蛋白及血小板未见明显消耗，未输血制品。患者在IABP及ECMO辅助下胸闷、气促不适逐渐缓解，血管活性药物逐渐减停，心肌酶呈逐渐下降趋势（病例1图10、病例1图11）。ECMO辅助5天后复查彩超示EF 32%，无血管活性药支持循环稳定，2022年3月9日（ECMO辅助5天）上午予下调ECMO转速至3000R/min，流量2500～2680ml/min，患者反复胸闷，PaO₂明显下降，复查彩超示EF 28%，6小时后予恢复ECMO流量至3400ml/min。复查心脏超声提示心功能无明显好转，心电图提示患者心肌梗死后行PTCA，LAD无复流。急性心肌梗死LAD无复流，影响心肌恢复，另合并主动脉瓣中度狭窄，主动脉瓣狭窄加重心脏负担，不利于心功能恢复，请心外科会诊考虑患者急性心肌梗死，不考虑急诊行冠脉旁路移植手术及瓣膜置换手术；多次超声检查示主动脉瓣狭窄为中度，且病情危重，预后差，TAVI手术受益有限；近期发生心肌梗死，为TAVI禁忌。抗感染方面：ECMO支持第2天患者开始出现发热，胸片提示肺部渗出较多，予头孢他啶抗感染治疗，后患者仍反复发热，炎症指标持续上升，予改成哌拉西林他唑巴坦＋莫西沙星抗感染治疗。ECMO辅助第8天，予下调ECMO流量，复测心脏彩超示ECMO试减流量1L以下，反应差，LVEF 22%，仅左室侧壁基底段、后壁基底段运动可。但患者躁动，左股动脉穿刺口有活动性出血，且D-二聚体持续高值，发热、感染指标持续上升，并发症风险逐步上升。与患者家属详细沟通病情后，予行气管插管后撤除ECMO（辅助200小时）。撤除ECMO后患者血压低，予多种血管活性药物泵入维持血压。撤除ECMO两天后患者反复发作快速型心律失常，乳酸逐渐升高，无尿，积极抢救效果欠佳，宣布临床死亡。

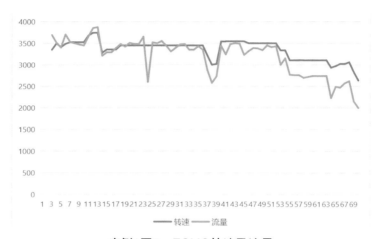

病例1图7　ECMO转速及流量

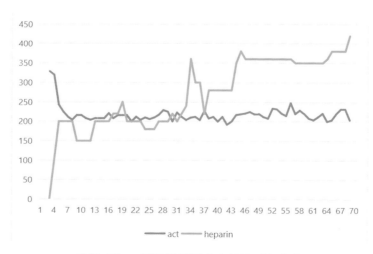

病例1图8　肝素用量及全血凝固时间变化

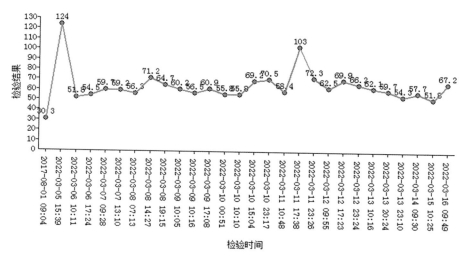

病例1图9　活化部分凝血活酶时间值变化情况

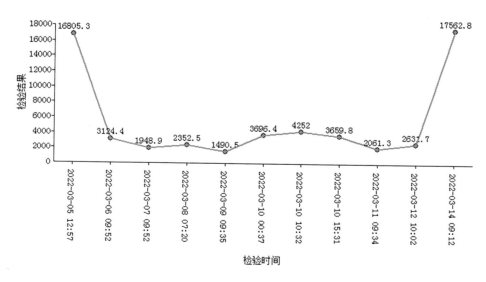

病例1图10　N末端B型钠尿肽前体趋势

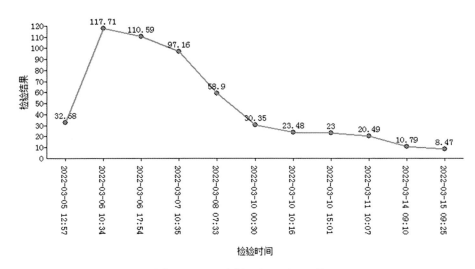

病例1图11 高敏肌钙蛋白I趋势

出院诊断：

冠状动脉粥样硬化性心脏病

   急性ST段抬高型前壁心肌梗死

   心源性休克

   心律失常

      阵发性心房颤动

      阵发性室性心动过速

      心室颤动

   心功能Ⅳ级（Killip分级）

先天性主动脉瓣二瓣化畸形

   主动脉瓣重度狭窄

   主动脉瓣轻度关闭不全

   升主动脉扩张

高血压病3级（极高危）

高脂血症

弥散性血管内凝血

低蛋白血症

　　贫血

　　肺部感染

　　颈动脉粥样硬化

　　下肢动脉粥样硬化

　　左侧胫前动脉闭塞

三、病例讨论

　　近年来冠心病已经成为社会各界广泛关注的重要话题。根据《中国心血管病报告2018》指出，中国目前心血管病的患病率及死亡率仍然处于上升阶段，推算心血管病的现患病人数约2.9亿，其中冠心病约1100万，今后10年，心血管病患病人数仍将快速增长，心血管病死亡率居首位，高于肿瘤及其他疾病，占居民疾病死亡构成的40%以上[1]。我国的冠心病已成为重大的公共卫生健康问题，预防和治疗冠心病极为重要。急性心肌梗死是指急性心肌的缺血性坏死，多在心脏冠状动脉病变基础上发生，此时冠状动脉血供急剧减少或中断，导致其供血的心肌出现严重而持久的缺血甚至坏死。经皮冠状动脉介入术（PCI）的早期干预能够大大降低急性心肌梗死患者的死亡风险、延长患者生存时间，是急性心肌梗死最有效的治疗方式。但是对于急性心肌梗死合并心源性休克的持续严重低灌注的患者，短期的循环辅助支持则是维持生命的必要手段。《成人体外膜氧合循环辅助专家共识》[2]提出患者处于难以纠正的CS状态，且无ECMO辅助禁忌证时，建议尽早行ECMO辅助。已有较多研究显示使用大剂量血管活性药物和正性肌力药物的CS患者预后较差，难治性CS患者尽早开始ECMO辅助，有助于改善患者预后[3]。

　　急性心肌梗死合并心源性休克的适应证，《不同情况下成人体外膜肺氧合临床应用专家共识（2020版）》提出符合以下情况应尽早行ECMO辅助：①收缩压小于90mmHg，心脏指数<2.0L/（m²·min）；②同时伴随终末器官低灌注的表现，例如四肢湿冷、意识状态不稳定，补液复苏后收缩压仍小于90mmHg，血清乳酸>2.0mmol/L且进行加重，尿量<30ml/h；③依赖两种

以上的血管活性药或血管加压素，主动脉内球囊反搏支持不足以维持稳定的血流动力学。禁忌证包括以下情况。绝对禁忌证：严重不可逆的除心脏外的器官衰竭，影响存活（如严重缺氧性脑损害或转移性肿瘤）；不考虑移植或植入长期心室辅助装置的不可逆心力衰竭。相对禁忌证：严重凝血障碍或存在抗凝禁忌证，如严重肝损伤；血管条件差（如严重外周动脉疾病、过度肥胖、截肢）等。

在冠心病患者中，存在着这样一类患者，他们是高龄群体，有多种合并症：大多合并有高血压、糖尿病、高脂血症等一种或多种慢性疾病；常年的冠状动脉血管狭窄导致心肌缺血，以至于心功能受损，EF值降低；病变严重：冠状动脉血管多处狭窄甚至慢性闭塞，无保护的左主干狭窄、分叉口病变/狭窄，SYNTAX评分高，病变长且弥漫，血管重度迂曲且钙化重等特征，临床表现为急性冠脉综合征、心力衰竭症状、恶性心律失常、左室舒张末期压力明显升高、严重的二尖瓣反流，我们称这类患者为复杂高危冠心病患者[4]（complex high-risk and indicated patients，CHIP）。这类患者所进行的PCI治疗称为高危PCI（high risk PCI，HR-PCI）。复杂高危的冠心病患者在行冠状动脉旁路移植术（coronary artery bypass grafting，CABG）时手术风险极高，并不适合行外科手术治疗，PCI则可能是这类患者唯一的治疗手段[5]。对于HR-PCI患者而言，手术时间长，以及手术过程中需要各种技术器械等对高危冠心病患者的心脏都存在很大的威胁，如何能够让患者安全平稳的渡过手术期是提高手术成功率的一个关键点，也是保障患者生命安全的重要手段。

随着体外辅助技术不断发展，通过在介入手术中应用辅助技术，让HR-PCI患者安全平稳的完成PCI成为了可能。ECMO作为一种常用的循环辅助技术在一定程度上替代了心脏功能，促进受损的心肌得到恢复，使心脏功能得到了改善，目前在临床应用较多。2014年武汉亚洲心脏病医院的张治平等对7例因药物治疗和（或）IABP无效的重症冠心病患者行ECMO辅助支持治疗，其中4例康复出院，2例死于多器官功能衰竭，1例死于严重出血[6]。2015年意大利的Salvatore等对12例高危冠心病患者，行ECMO辅助支持PCI治疗的单中心观察性研究，12例均康复出院，术后6个月随访存活率100%[7]。2019

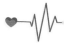

年空军军医大学第一附属医院的高好考等对10例高危冠心病患者在ECMO联合IABP辅助支持下行PCI治疗，10例患者均康复出院[8]。除此之外还有一些研究通过临床观察证实ECMO辅助支持在急性心肌梗死患者中稳定了心功能损伤患者的血流动力学，一定程度上替代了受损心脏，让受损的心肌得到充分休息，给心肺功能创造恢复的机会，减少了高危冠心病患者HR-PCI手术风险[9-10]。

越来越多指南推荐对于高危复杂冠心病患者在介入治疗前预防性应用ECMO。《中国经皮冠状动脉介入治疗指南（2016）》提出体外膜肺氧合系统等左心室辅助装置，可降低危重复杂患者PCI病死率，有条件时应积极选用。PCI的复杂性越大，发生冠状动脉和全身低灌注的风险越大，使用VA-ECMO的辅助，以保证在时间较长或CHIP术中有更稳定的血流动力学条件，防止循环衰竭[11]。同样在《急性ST段抬高型心肌梗死诊断和治疗指南（2019）》中提出ECMO支持下行PCI治疗安全、有效，显著改善预后。《经皮机械循环支持设备使用临床专家共识声明》指出[12, 13]：对于多支、左主干尤其是不能进行手术或射血分数严重降低与心脏充盈压升高的患者，在PCI过程中应考虑植入经皮机械循环辅助设备（mechanical circulatory support，MCS）。所以，对于急性心肌梗死中的高危冠心病患者而言，在ECMO辅助支持下行PCI是可行的。同样，ECMO辅助支持在急性心肌梗死患者中稳定了心功能损伤患者的血流动力学，一定程度上替代了受损心脏，让受损的心肌得到充分休息，给心肺功能创造恢复的机会，对于PCI术后心源性休克的患者同样有利。

例一、例二两例患者为急性心肌梗死合并难治性心源性休克，PCI术前冠脉三支病变，合并有高血压病和（或）糖尿病等慢性疾病，严重心功能障碍，IABP及大剂量血管活性药支持下仍频发恶性心律失常，属于典型的复杂高危冠心病患者。PCI前两例患者均未预防性应用ECMO辅助，PCI术中出现恶性心律失常，使用大剂量血管活性药物及置入IABP支持后血压仍难以维持，乳酸上升后才行ECMO辅助。两例患者ECMO辅助后心功能恢复均不理想，例一患者后面行心脏移植后症状改善，例二患者撤除ECMO两天后死亡。两例患者行PCI术后前降支均未开通，如果这两例患者在PCI术前应用ECMO辅助稳定患者的血流动力学，是否可以增加开通前降支机会呢？如果提早一点应用ECMO辅助，对于患者的心功能恢复是否有利呢？

例二患者特别的一点是急性心肌梗死合并主动脉瓣中重度狭窄，导致左室后负荷加大，进一步影响心肌恢复。对于急性心肌梗死合并主动脉瓣狭窄，需要ECMO支持下的心源性休克如何治疗。2018年陈鹏飞等人[14]提出对于心肌梗死合并主动脉瓣狭窄、心源性休克患者，行PCI治疗是合理的选择，同时，使用ECMO也是很合理的，但是在套管插入术之前应该完成主动脉瓣球囊成形术（balloon aortie valvuloplasty，BAV）。如果术后即刻没有主动脉瓣反流发生，那么在准备做经导管主动脉瓣置换术（transcatheter aortic valve replacement，TAVR）之前等待患者恢复是更好的选择。如果出现主动脉瓣反流，那么应立刻对这类不稳定的患者行TAVR。因此，为了避免可能的TAVR术前PCI缺血并发症，推荐通过PCI术前进行BAV来减轻左心室流出道梗阻，从而提高心输出量减轻左心室壁压力。虽不可能永久地消除跨主动脉瓣压差，但BAV可让左心室流出道梗阻得到短暂的缓解，提高冠状动脉的血流。一项观察性研究调查了对心源性休克患者行经心尖TAVR术的预后，结果发现心源性休克会明显增加TAVR术后30天病死率（心源性休克19%，非心源性休克5%；$P=0.02$）。然而，心源性休克组的TAVR病死率与医院既往对心源性休克行紧急外科手术的数据相比，TAVR病死率仍然较低（TAVR 19%，外科手术26%）。这提示紧急TAVR对于心源性休克患者具有一定的可行性[15]。对病情极其危重患者，行经皮球囊扩张瓣膜成形术（PBAV）或紧急TAVR可作为重度主动脉瓣狭窄合并需要ECMO支持的心源性休克患者的一种选择性抢救手段。

通过以上两例病例总结，当急性心肌梗死患者处于难以纠正的CS状态，且无ECMO辅助禁忌证时，应尽早行ECMO辅助，对于高危复杂冠心病患者，预防性使用ECMO是有益的。ECMO辅助支持稳定了心功能损伤患者的血流动力学，一定程度上替代了受损心脏，让受损的心肌得到充分休息，给心肺功能创造恢复的机会。对于急性心肌梗死合并主动脉瓣重度狭窄需要ECMO

辅助的心源性休克患者，紧急行PBAV或紧急TAVR可作为一种选择性抢救手段。

（刘　淦　陈其龙）

参考文献

[1]王建南, 何青.冠心病领域诊疗进展[J].中国心血管杂, 2019, 24(04): 301–303.

[2]中国医师协会体外生命支持专业委员会.成人体外膜氧合循环辅助专家共识[J].中华医学杂志, 2018, 98(12): 886–894.

[3]Tarvasmaki T, Lassus J, Varpula M, et al.Current real–life use of vasopressors and inotropes in cardiogenic shock–adrenaline use is associated with excess organ injury and mortality[J].Crit Care, 2016, 20(1): 208.

[4]Asleh Rabea, Resar Jon R.Utilization of Percutaneous Mechanical Circulatory Support Devices in Cardiogenic Shock Complicating Acute Myocardial Infarction and High–Risk Percutaneous Coronary Interventions[J].Journal of clinical medicine, 2019, 8(8): 1209.

[5]Sukiennik A, Kasprzak M, Mazurek W, et al.High–risk percutaneous coronary intervention with Impella CP hemodynamic support.A case series and method presentation[J].Postepy Kardiol Interwencyjnej, 2017, 13(1): 67–71.

[6]张治平, 吴明祥, 杨遇春, 等.体外膜肺氧合在心脏危重症患者救治中的应用[J].内科急危重症杂志, 2014, 20(03): 167–169.

[7]Tomasello SD, Boukhris M, Ganyukov V, et al.Outcome of extracorporeal membrane oxygenation support for complex high–risk elective percutaneous coronary interventions: A single–center experience[J].Heart Lung, 2015, 44(4): 309–313.

[8]高好考, 陈根锐, 程亮, 等.体外膜肺氧合联合主动脉内球囊反搏在高危经皮冠状动脉介入治疗中的应用[J].中国介入心脏病学杂志, 2019, 27(08): 433–

439.

[9]Nandkeolyar S, Velagapudi P, Basir MB, et al.Utilizing Percutaneous Ventricular Assist Devices in Acute Myocardial Infarction Complicated by Cardiogenic Shock[J].J Vis Exp, 2021(172).

[10]Singh SK, Witer L, Kaku Y, et al.Temporary surgical ventricular assist device for treatment of acute myocardial infarction and refractory cardiogenic shock in the percutaneous device era[J].J Artif Organs, 2021, 24(2): 199-206.

[11]Sulo Gerhard, Igland Jannicke, Vollset, Stein Emil, et al.Heart Failure Complicating Acute Myocardial Infarction； Burden and Timing of Occurrence: A Nation-wide Analysis Including 86771 Patients From the Cardiovascular Disease in Norway(CVDNOR)Project.Journal of the American Heart Association, 2016, 5(1): e002667.

[12]中国医师协会心力衰竭专业委员会, 国家心血管病专家委员会心力衰竭专业委员会.经皮机械循环辅助临床应用及管理中国专家共识[J].中华心力衰竭和心肌病杂志, 2020, 04(3): 145-158.

[13]Rihal CS, Naidu SS, Givertz MM, et al.2015 SCAI/ACC/HFSA/STS Clinical Expert Consensus Statement on the Use of Percutaneous Mechanical Circulatory Support Devices in Cardiovascular Care: Endorsed by the American Heart Assocation, the Cardiological Society of India, and Sociedad Latino Americana de Cardiologia Intervencion; Affirmation of Value by the Canadian Association of Interventional Cardiology-Association Canadienne de Cardiologie d'intervention[J].J Am Coll Cardiol, 2015, 65(19): e7-26.

[14]陈鹏飞, 胡信群, 方臻飞.如何治疗主动脉瓣狭窄合并体外膜肺氧合支持下的心源性休克[J].华西医学, 2018, 33(2): 223-229.

[15]D'Ancona G, Pasic M, Buz S, et al.Transapical transcatheter aortic valve replacement in patients with cardiogenic shock[J].Interact Cardiovasc Thorac Surg, 2012, 14(4): 426-430.

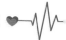

例三：

一、病历摘要

患者老年男性，65岁，身高152cm，体重60kg，BMI 25.97。主因"胸闷、头晕1天，再发加重7小时"于2022年3月4日7：35入院。

现病史：患者于2022年3月3日在家中无明显诱因出现胸闷、头晕症状，无心悸、气促，无恶心、呕吐等伴随症状，未予重视。2022年3月4日6：30患者再发胸闷、头晕，出现短阵晕厥，伴意识丧失，持续约3秒，伴乏力、出汗，家中自测血压70/40mmHg，遂至我院急诊。7：23查心电图未见明显异常，8：20测床旁肌钙蛋白阴性。9：40心脏超声：未见室壁节段运动异常，心脏收缩及舒张功能未见异常、二、三尖瓣轻度反流。患者10：11突发血压下降至69/46mmHg，心率52次/分，血氧饱和度98%，伴头晕、胸前区轻度疼痛，予加强补液后血压升至81/54mmHg，但不能完全除外心肌梗死、肺栓塞等危重疾病。继续留观观察病情。患者11：13突发全身抽搐，大汗淋漓，意识丧失，呼之不应，二便失禁，测血压57/34mmHg，心率最低29次/分，血氧饱和度82%，患者双肺呼吸音低，心音减弱，立即开始抢救，床旁心肺复苏，予升压、加速补液等，胸外按压后患者意识恢复、呼之可应，全身大汗，心率46次/分，血压86/36mmHg，完善心电图提示窦性停搏，交界性逸搏，下壁ST段抬高，前壁导联广泛ST段压低，再次行心脏超声结果提示：下壁运动稍减弱。患者11：31再次出现意识丧失，血压67/36mmHg，心率42次/分，血氧饱和度81%，结合患者病史及目前心电图、超声检查等，考虑患者急性下壁心肌梗死、右室心肌梗死可能性大，予肾上腺素1mg静脉注射，继续予升压、提心率、双抗治疗，过程中出现呕吐，予止吐、护胃治疗。经治疗后患者意识恢复、血压升至94/36mmHg，心率78次/分，告抢救成功。考虑患者目前血流动力学不稳定，向其和家属说明病情危重性，建议紧急行临时起搏器植入及急诊PCI。

既往史及个人史：有长期吸烟史，每日20～40支，共30年，未戒烟。

入院查体：体温36.3℃，脉搏60次/分，呼吸18次/分，血压82/50mmHg。神志清醒，步行入院，颈静脉无充盈。双肺呼吸音清，未闻及干湿啰音。心前区无隆起，未见异常搏动，触诊心尖冲动正常，无震颤，无心包摩擦感，叩诊心浊音界正常，听诊心率60次/分，心律规则，心音正常，无额外心音及心脏杂音，无心包摩擦音。腹软，无压痛、反跳痛，肠鸣音正常。双下肢不肿，双足背动脉搏动弱。

急诊入院诊断：

低血压休克

窦性停搏

急性心肌梗死？

肠息肉术后

肺栓塞？

急诊入院后辅助检查：

1. 抽血化验

急诊10：51动脉血气分析：酸碱度7.36，氧分压100mmHg，二氧化碳分压40mmHg，乳酸2.5mmol/L，碱剩余−2.8mmol/L，实际碳酸氢根22.6mmol/L，标准碳酸氢根22.8mmol/L，钠139mmol/L，钾4.2mmol/L，钙1.11mmol/L↓，葡萄糖7.5mmol/L。

急诊11：48动脉血气分析：酸碱度7.28↓，氧分压174mmHg，二氧化碳分压37mmHg，乳酸5.4mmol/L↑，碱剩余−9.3↓mmol/L，实际碳酸氢根17.4mmol/L↓，标准碳酸氢根18.3mmol/L↓，钠139mmol/L，钾3.0mmol/L↓，钙1.03mmol/L↓，葡萄糖12.2mmol/L↑。

血常规：白细胞计数11.08×10^9/L，中性粒细胞百分比70.8%，中性粒细胞绝对值7.85，血红蛋白154g/L↓，血小板计数201×10^9/L。

电解质：钾3.62mmol/L，钠140mmol/L，氯102.9mmol/L，钙2.26mmol/L。

肾功能：肌酐111μmol/L↑，尿酸476μmol/L↑，胱抑素C 1.45mg/L↑，尿素6.42mmol/L。

肌红蛋白26.94ng/ml，肌酸激酶同工酶1.23ng/ml。

高敏肌钙蛋白I 0.007ng/ml，高敏肌钙蛋白T 0.007ng/ml。

N末端B型钠尿肽前体223.5pg/ml。超敏C反应蛋白0.98mg/L。D-二聚体0.38mg/L。

凝血功能、传染病四项等结果正常。

2．心电图　病例1图12提示窦性停搏，交界性心律；Ⅱ、Ⅲ、aVF、$V_5 \sim V_6$导联ST段抬高0.1 ~ 0.15mv，前壁导联广泛ST段压低。病例1图13提示加速性室性自主心律。

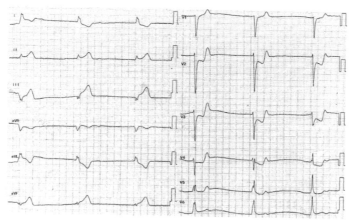

病例1图12　急诊入院出现第一次意识丧失后心电图

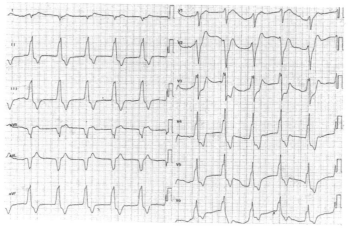

病例1图13　急诊入院出现第二次意识丧失后心电图

3．急诊床旁心脏超声　急诊第一次床旁超声未见明显异常。急诊床旁第二次超声（出现第二次意识丧失后）提示各房室腔不大，左室壁肥厚，各瓣膜形态、结构及启闭未见明显异常；二尖瓣轻度反流，三尖瓣中度反流，估测肺动脉收缩压约33mmHg；心功能：左室下壁运动减弱，LVEF 58%。

二、诊疗经过

患者于2022年3月4日12∶03送至导管室行急诊介入诊疗术，植入临时起搏器，行冠脉造影检查，术中见：左主干未见狭窄，前降支近、中段散在斑块，中段狭窄最重处管腔狭窄60%～70%，远端血流TIMI 3级；回旋支于钝缘支发出后完全闭塞，前向血流TIMI 0级。右冠近段以远完全闭塞。IABP支持下行介入术，开通右冠状动脉、回旋支，分别植入Resolute 2.5mm×18mm支架、Resolute 2.75mm×30mm支架。术中出现多次室性心动过速、心室颤动，予以心脏按压及多次电除颤复律，并予以静脉注射胺碘酮等抗心律失常治疗，在多巴胺、去甲肾上腺素等药物维持下收缩压维持在75～95mmHg，血压持续低偏低，考虑患者病情危重，血流动力学不稳，征得患者家属同意拟行ECMO循环支持治疗，评估后予行ECMO置入，VA-ECMO模式。于右侧股动脉、左侧股静脉经皮穿刺分别留置股动脉（Medtronic-15F）、股静脉（Medtronic-19F）插管，注入3000U肝素，全血凝固时间检测达标，调整插管于合适位置，连接ECMO管路、运行后各项参数正常，经超声证实静脉插管于正确位置，告ECMO置入及术中抢救成功。

患者镇静状态，IABP＋ECMO支持下至CCU，反复出现窦性停搏，交界区逸搏心律，予输注阿托品，植入临时心脏起搏器。循环稳定后逐渐减停镇静药物，患者神志清楚，对答切题。ECMO支持过程中积极容量支持，维持动脉收缩压高水平、器官高灌注。冠心病二级预防治疗。积极抗凝、抗感染。过程中考虑IABP＋ECMO有红细胞机械破坏，ECMO穿刺点渗血以及胃肠道出血，予输注红细胞、血浆，调整肝素抗凝剂量以及禁食、抑酸护胃治疗等。于2022年3月7日（ECMO支持第4天）时，因穿刺点持续渗血（外科切开发现为IABP穿刺点渗血），患者有效循环容量不足，血压出现进行性下

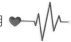

降，ECMO管道出现明显抖动，且左侧大腿腹股沟区出现异常肿胀和张力升高，考虑患者神志清醒，循环呼吸在血管活性药物维持下基本稳定，已恢复自主窦性心律，ECMO支持已达到目的。予逐渐调整血管活性药物和逐步下调ECMO流量，在循环稳定状态下，撤除IABP及ECMO，缝合血管。术后患者恢复清醒，对答切题，在多巴胺6μg/（kg·min），去甲肾上腺素0.04μg/（kg·min）支持下，血压116/62mmHg，心率110次/分，末梢血氧饱和度96%。于2022年3月8日拔除临时起搏器。于2022年3月16日转出CCU。于2022年3月30日顺利出院。

出院诊断：

冠状动脉粥样硬化性心脏病

　　急性下壁ST段抬高型心肌梗死

　　窦性停搏

　　心功能Ⅳ级（Killip分级）

心源性休克

肺部感染

消化道出血

肾功能不全

随访：2022年6月外院诊断2型糖尿病，予降糖治疗。2022年8月偶发胸痛。2022年9月我院诊断高脂血症、颈动脉狭窄，予冠心病二级预防治疗。2022年11月活动时再发胸闷，我院行冠脉造影和冠脉支架植入治疗，前降支近中段植入支架2枚（Resolute Integrity 2.5mm×18mm支架、Resolute Integrity 3.5mm×30mm支架），回旋支近段可见支架影，支架通畅，支架内管腔未见狭窄，远端血流TIMI 3级；右冠脉近段可见支架影，支架通畅，支架内管腔未见狭窄，远端血流TIMI 3级（病例1表1）。

2023年6月复查心脏超声显示左室节段性室壁运动异常；二尖瓣轻度反流；左室整体收缩功能未见异常。EF 62%（病例1图14）。

病例1表1 PCI后冠状动脉造影显示支架通畅

冠状动脉分支		病变特征（包括对药物附加实验的反应）
右冠状动脉	1. 近段	支架通畅
	2. 中段	无狭窄
	3. 远段	无狭窄
	4. ①后降支	/
	②左室后侧支	/
左冠状动脉	5. 左主干	无狭窄
	6. 前降支近段	斑块
	7. 前降支中段	80% 狭窄
	8. 前降支远段	无狭窄
	9. 第一对角支	无狭窄
	10. 第二对角支	无狭窄
	11. 间隔支	无狭窄
	12. 中间支	/
	13. 回旋支	支架通畅
	14. 钝缘支	无狭窄
	15. 左房回旋支	无狭窄
	16. 左室回旋支	/
	17. 后降支	无狭窄

造影诊断：冠状动脉粥样硬化性心脏病，冠脉支架植入术后，左优势型冠脉。

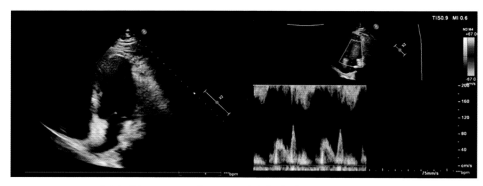

病例1图14 2023年6月心脏彩超复查结果无明显异常

三、病例讨论

急性ST段抬高型心肌梗死（ST elevation myocardial infaction，STEMI）是最严重的冠状动脉病变类型。欧洲心脏病学会的注册研究显示，非选择性STEMI患者的住院死亡率为4%~12%[1]。此类患者需要快速的诊断和及时的治疗以降低死亡率。本病例患者便是一位典型的STEMI患者。冠状动脉病变的血运重建策略有经皮冠状动脉介入术（percutaneous coronary intervention，PCI）和冠状动脉旁路移植术（coronary artery bypass grafting，CABG）。一项荟萃分析显示对于高危复杂的冠状动脉病变患者（complex high risk and indicated patients，CHIP），CABG相较于PCI更能达到完全血运重建的目的，从而降低死亡率，改善预后[2]。然而仍有部分患者无法耐受或者不愿意接受外科手术治疗，因此目前PCI也逐渐应用于CHIP患者的治疗。

CHIP常合并心源性休克（cardiac shock，CS），首先必须行辅助循环支持，以维持足够的平均动脉压和全身器官灌注；其次减轻心室负荷，降低左室压力和容量，降低心肌耗氧量；最后开通闭塞冠脉、维持冠脉压力、降低左室舒张压以增加心肌灌注。越来越多的临床证据建议使用机械循环辅助装置（mechanical circulation support，MCS）作为循环保障。MCS主要包括主动脉内球囊反搏（intra-aortic balloon pump，IABP）、左心室辅助装置Impella和TandemHeart、静动脉体外膜肺氧合（veno-arterial extracorporeal membrane oxygenator，VA-ECMO）系统。

由于IABP的经济友好和操作简便，IABP成为使用最早和最频繁的循环辅助装置，然而IABP SHOCK-II研究结果[3]提示对于循环衰竭的患者，IABP不能改善患者预后。因此，在欧洲胸心协会最新的心力衰竭指南中已降低IABP推荐等级[4]。美国研究报道近几年IABP植入率基本平稳，但Impella、TandemHeart和ECMO使用率均在增加[5]。

ECMO作为左室、右室及双心室辅助的强大循环支持装置，可作为CHIP-PCI术中机械循环支持。ECMO可以改善急性心肌梗死（acute myocardial infarction，AMI）合并CS患者的预后，一项回顾性研究表明ECMO支持下进行

PCI治疗可以提高30天和1年生存率[6]。HR-PCI术中应用VA-ECMO的多个单中心、回顾性的小样本研究结果提示，VA-ECMO作为HR-PCI术中机械循环支持策略安全有效，对于不适合CABG或CABG手术风险非常高的患者，VA-ECMO支持的择期HR-PCI是一个可行的选择，短期及长期的预后良好[7]。目前ECMO用于AMI合并CS患者治疗的研究尚不足，2017 ESC指南中对ECMO的推荐级别为Ⅱb/C，建议用于AMI合并CS的短期循环支持[8]。

ECMO由于需要全身抗凝以防止血栓形成，但抗凝治疗有潜在的出血风险。本病例患者便出现了插管处及消化道出血。在ECMO支持期间，出血和血栓并发症是发病率和死亡率的最大风险。根据ELSO的注册报告，血栓发生率为17.2%[9]。ECMO的另一个严重并发症是出血。它的发生可能是由于患者潜在问题的内在因素或治疗期间使用的抗凝药物。因此，考虑ECMO支持的患者应仔细评估出血的风险。一项从2000—2020年的ECLS的回顾性分析报道27.6%的患者出现出血并发症[10]。出血可以发生在身体的任何部位，但颅内出血是最危险的。

目前VA-ECMO支持的HR-PCI临床数据较少，患者是否有效获益需要更多的随机对照试验进一步验证。对于HR-PCI策略的实施，除了心脏介入医师团队外，还应该有一个成熟的ECMO团队。ECMO相比较于其他经皮机械辅助装置，其操作较复杂及并发症发生率较高是影响其临床开展的重要因素。因此，此类患者的管理、临床预后、并发症的预防及处理能力，主要取决于体外生命支持团队对ECMO患者诊疗及护理的综合能力，应在经验较为丰富的ECMO救治中心开展或在保证患者生命体征稳定的情况下转往大型ECMO救治中心。

（姚惜梦）

参考文献

[1]Kristensen SD, Laut KG, Fajadet J, et al.European association for percutaneous

cardiovascular interventions.Reperfusion therapy for ST elevation acute myocardial infarction 2010/2011: current status in 37 ESC countries[J].Eur Heart J, 2014, 35(29): 1957–1970.

[2]Head SJ, Milojevic M, Daemen J, et al.Mortality after coronary artery bypass grafting versus percutaneous coronary intervention with stenting for coronary artery disease: a pooled analysis of individual patient data[J].The Lancet, 2018, 391(10124): 939–948.

[3]Thiele Holger, Zeymer Uwe, Thelemann Nathalie, et al.Intra–aortic balloon pump in cardiogenic shock complicating acute myocardial infarction: long–term 6–year outcome of the randomized IABP–SHOCK II trial[J].Circulation, 2019, 139(3): 395–403.

[4]McDonagh Theresa A, Metra Marco, Adamo Marianna, et al.2021 ESC Guidelines for the diagnosis and treatment of acute and chronic heart failure[J].European heart journal, 2021, 42(36): 3599–3726.

[5]Agarwal S, Sud K, Martin JM, et al.Trends in the use of mechanical circulatory support devices in patients presenting with ST–segment elevation myocardial infarction[J].JACC Cardiovasc Interv, 2015, 8(13): 1772–1774.

[6]Tsao NW, Shih CM, Yeh JS, et al.Extracorporeal membrane oxygenation–assisted primary percutaneous coronary intervention may improve survival of patients with acute myocardial infarction complicated by profound cardiogenic shock[J].J Crit Care, 2012, 27(5): 530.e1–11.

[7]Ming B, Andong L, Chenliang P, et al.Veno–arterial extracorporeal membrane oxygenation in elective high–risk percutaneous coronary interventions[J].Front Med, 2022, 9: 913403.

[8]Ibanez Borja, James Stefan, Agewall Stefan, et al.2017 ESC Guidelines for the management of acute myocardial infarction in patients presenting with ST–segment elevation: The Task Force for the management of acute myocardial infarction in patients presenting with ST–segment elevation of the European Society of

Cardiology(ESC)[J].European heart journal, 2018, 39(2): 119−177.

[9]Senna Staessens, Mouhamed D.Moussa, Adeline Pierache, et al.Thrombus formation during ECMO: insights from a detailed histological analysis of thrombus composition[J].ASAIO J, 2022, 20(9): 2058−2069.

[10]Willers A, Swol J, Buscher H, et al.Longitudinal trends in bleeding complications on extracorporeal life support over the past two decades−extracorporeal life support organization registry analysis[J].Crit Care Med, 2022, 50(6): e569−e580.

病例2

ECMO在复杂高危PCI中的应用

例一：

一、病历摘要

患者男性，58岁，身高165cm，体重70kg，BMI 25.7。主因"胸闷28小时"，由急诊以"急性非ST段抬高型心肌梗死"于2022年2月19日13：00入院。

现病史：患者于2022年2月18日早上9：00左右无明显诱因出现胸闷不适，伴气促，出冷汗，症状持续不缓解，持续至2022年2月19日凌晨3时到当地医院就诊，当时心电图提示广泛前壁导联ST段压低，肌钙蛋白显著升高，考虑为急性非ST段抬高型心肌梗死（NSTEMI），予阿司匹林300mg、氯吡格雷300mg口服，肝素皮下注射，在当地医院就诊期间，曾发生呼吸急促，皮肤湿冷，血氧饱和度82%，考虑急性左心衰竭发作，予以利尿、无创呼吸机辅助通气，后症状改善。由救护车转运至我院急诊，急诊留观期间出现室性心动过速，心室率170～180次/分，随后自行转复窦性心律，立即予导管室行急诊冠脉造影并置入主动脉球囊反搏（IABP）后收入我院CCU。

既往史及个人史：有高血压病史8年，8年前有脑梗死病史，右上肢肌力正常，右下肢肌力4级，平素生活能自理。

入院查体：体温36.5℃，心率93次/分，呼吸19次/分，血压118/43mmHg。神志清晰，急性病容，自主体位。眼睑及球结膜无水肿，无巩膜黄染，瞳孔等大等圆，对光反射灵敏。无口唇发绀，无甲状腺无肿大，无颈静脉怒张。左肺呼吸音清晰，右肺有湿啰音。心前区无隆起，心尖冲动位于第5肋间左锁骨中线外0.5cm，强度及范围正常，未触及震颤，心脏浊音界正常，心律齐，心率93次/分，无心包摩擦音，心音正常，A2＞P2，未闻及心脏杂音移动性浊音阴性。腹部平坦，无压痛、反跳痛，肠鸣音正常，肝脏触诊未触及，肝颈静脉回流征阴性。无下肢水肿，病理反射未引出。

入院诊断：

冠状动脉粥样硬化性心脏病

急性非ST段抬高型心肌梗死

　心律失常

　　持续性室性心动过速

　心功能Ⅱ级（Killip分级）

高血压病3级（极高危）

低钾血症

陈旧性脑梗死

入院后辅助检查：

1．抽血化验

动脉血气分析：酸碱度7.46，氧分压79mmHg，二氧化碳分压42mmHg，乳酸2.5mmol/L，碱剩余5.4mmol/L，钠133mmol/L，钾3.5mmol/L。

血常规：白细胞计数$14.66×10^9$/L，中性粒细胞百分比71.2%↑，血红蛋白162g/L↓，血小板计数$205×10^9$/L。

电解质：钾3.32mmol/L，钠143mmol/L，氯100.4mmol/L，钙2.32mmol/L。

肝功能：谷丙转氨酶55U/L↑，谷草转氨酶116U/L↑，γ谷氨酰转肽酶178U/L，总蛋白59.9mmol/L，白蛋白31.9mmol/L，余项目正常。

高敏肌钙蛋白I 69.52ng/ml↑，高敏肌钙蛋白T 4.577ng/ml↑。

N末端B型钠尿肽前体7762.5pg/ml↑。超敏C反应蛋白59.6mg/L↑。D-二聚体1.21mg/L↑。血糖8.32mmol/L、总胆固醇5.59mmol/L。凝血功能、甲状腺功能、传染病四项等结果正常。

2．心电图　窦性心律，室内差异性传导，Ⅱ、Ⅲ、aVF T波倒置，V_2～V_6导联ST段压低，V_4～V_6导联T波倒置（病例2图1）。

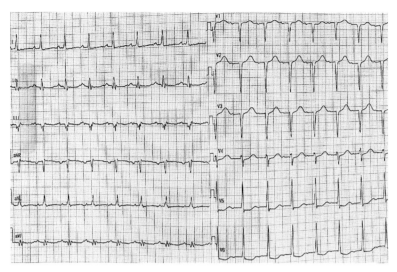

病例2图1　入院后心电图

3. 胸片　IABP术后改变，双肺间质改变。

4. 床旁心脏超声　左心扩大，左室壁运动异常；主动脉瓣、二尖瓣中度反流；左室整体收缩功能下降，LVEF 33%。

二、诊疗经过

入院后完善术前准备，将患者送入导管室，心电监测示室性心动过速，心率170bpm左右，血压106/87mmHg，予以胺碘酮150mg静脉注射后以60mg/h静脉泵入，置入主动脉球囊反搏术（IABP），2∶1频率反搏；送入5F TIG造影管多体位分别行左冠状动脉造影，导管到达左冠状动脉时示压力嵌顿，初步结果示冠心病；左主干开口90%狭窄，末段90%狭窄；前降支开口80%～90%狭窄；中段次全闭塞；远段可见向右冠状动脉发出侧支；回旋支中段闭塞。右冠状动脉造影未见右冠状动脉开口，更换JR 4.0及AL 1.0造影导管后仍未见右冠状动脉开口，考虑右冠状动脉闭塞可能，考虑患者冠脉病变重，心功能差。目前内科介入或外科搭桥手术风险大，转CCU密切监测及治疗。

静脉泵入新活素、胺碘酮、多巴胺药物及持续IABP辅助。患者反复出现出汗、气促，精神烦躁等不适，心电监护示反复持续性室性心动过速，心率141～160次/分，血压偏低。2022年2月21日8：31患者气促加重，伴端坐呼吸，大汗淋漓，血压升高，最高至185/89mmHg，急查心电图示：心率145次/分，窦性心动过速，可见非持续性室性心动过速（病例2图2），双肺可闻及大量湿啰音，心律齐，未闻及杂音，四肢皮肤青紫。患者发生急性心力衰竭，立即予吗啡、托拉塞米、喘定（二羟丙茶碱注射液）静脉推注以镇静、利尿、平喘，硝酸甘油泵入，气管插管持续呼吸机辅助呼吸。急查动脉血气分析结果示：酸碱度7.39，氧分压58mmHg，二氧化碳分压34mmHg，全血剩余碱−4.4mmol/L，乳酸56mmol/L，钾离子54mmol/L，钠离子135mmol/L，钙离子1.03mmol/L，血氧饱和度89%。经会诊后决定在ECMO辅助下行PCI。9：50入导管室行ECMO置入术、在ECMO辅助循环下在前降支送入2条吉威3.5mm×14mm支架，造影示前降支近中段原狭窄病变消失，支架贴壁良好，无夹层或撕裂，远端血流TIMI 3级。术毕返回CCU继续抗心律失常、抗血小板、抗凝、降脂、扩冠、利尿、补钾、抗感染、护胃、营养支持等治疗。2022年2月22日撤除ECMO，2022年2月28日拔除气管插管，2022年3月1日拔除IABP。后病情相对平稳，转入普通病房诊治。

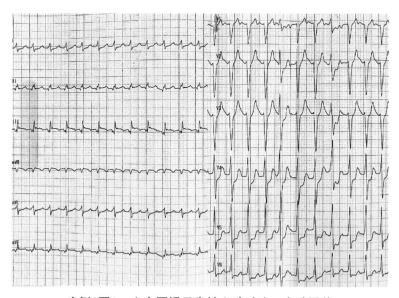

病例2图2　心电图提示窦性心动过速，大致同前

出院诊断：

冠状动脉粥样硬化性心脏病

　　急性非ST段抬高型心肌梗死

主动脉瓣中度关闭不全

二尖瓣中度关闭不全

　　心律失常

　　　　持续性室性心动过速

　　心功能Ⅲ级（Killip分级）

高血压病3级（极高危）

肺部感染

腹主动脉瘤

低钾血症

陈旧性脑梗死

（李　坚）

例二：

一、病历摘要

患者男性，33岁，主因"胸痛9小时"，由急诊以"冠状动脉粥样硬化性心脏病"于2022年3月7日收入CCU。

现病史：患者于2022年3月7日凌晨4时无明显诱因突发剧烈胸痛，伴出汗，症状持续不缓解。5时呼叫救护车，6时到外院，当时心电图提示前壁导联ST段抬高，心电监测提示短阵室性心动过速。诊断：冠心病，急性前壁心肌梗死，心源性休克。予以双联抗血小板（阿司匹林、替格瑞洛）负荷量，去甲肾上腺素持续静脉泵入，并行急诊冠脉介入术，术中见前降支、右冠脉闭塞，予开通前降闭塞病变，恢复前向血流后，予IABP辅助循环，随即救护车转运至我院进一步就诊。急诊拟"冠心病，急性心肌梗死"收住我科。患者起病后，精神状态欠佳，小便未见异常，体重无明显变化。

既往史及个人史：吸烟10余年，每天约10支。无高血压、糖尿病及其他病史。

入院查体：体温36.4℃，脉搏110次/分，呼吸19次/分，血压61/34mmHg。神志清晰，急性病容，卧位。眼睑无水肿，球结膜无水肿，巩膜无黄染，瞳孔等大、等圆。无口唇发绀，甲状腺无肿大，颈静脉无怒张。双肺呼吸音粗，双下肺可闻及散在湿啰音。心前区无隆起，心尖冲动位于左锁骨中线第5肋间内测0.5cm，搏动范围2cm。震颤未触及，心脏浊音界正常，心律：齐，心率：110次/分，无心包摩擦音，未闻及心脏杂音及额外心音。腹部：平坦，无压痛及反跳痛，肠鸣音正常，肝颈静脉回流征阴性。无下肢水肿，病理反射未引出。

入院诊断：

冠状动脉粥样硬化性心脏病

急性心肌梗死

心源性休克

心功能Ⅳ级（Killip分级）

肺部感染

入院后辅助检查：

1. 化验检查

入院后动脉血气分析：酸碱度7.38，氧分压57mmHg，二氧化碳分压21mmHg，全血剩余碱12.7mmol/L，乳酸5.5mmol/L，钾离子4.90mmol/L，钠131mmol/L，钙0.97mmol/L，血氧饱和度89%。

血常规：白细胞计数26.05×10⁹/L↑，中性粒细胞百分比88.6%↑，血红蛋白173g/L，血小板计数330×10⁹/L。

血生化：钾4.22mmol/L，肌酐120μmol/L↑，谷丙转氨酶177U/L↑，谷草转氨酶900U/L↑。

其他抽血指标：活化部分凝血活酶时间74.6秒↑，D-二聚体定量0.58mg/L。降钙素原0.627ng/ml↑，N末端B型钠尿肽前体1921.7pg/ml↑。高敏肌钙蛋白T 22.54ng/ml↑，高敏肌钙蛋白I 238.955ng/ml↑。

2．床旁心电图　窦性心动过速，急性广泛前壁心肌梗死（病例2图3）。

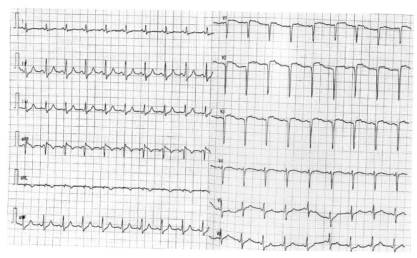

病例2图3　ECMO前心电图

3．入院后床旁心脏超声　心脏结构：左室壁普遍增厚，各房室腔内径正常范围，各瓣膜形态、启闭未见异常；多普勒检查：心内未探及异常血流信号；心功能：检查时心率130bpm，左、右室壁运动稍减弱，三尖瓣环收缩期位移（TAPSE）13mm。心包腔探及液性区，左室后壁液深6mm，右室前壁液深4mm，左室侧壁至心尖部液深9mm。下腔静脉内径20mm，吸气塌陷率小于50%。左室舒张末径42mm，EF 39%。

诊断意见：左、右室壁运动稍减弱，左室壁肥厚，心包积液（少量），建议心率控制后复查。

二、诊疗经过

2022年3月7日：患者于导管室在IABP＋大剂量血管活性药物下循环难以维持，酸中毒，高乳酸血症，EF 20%。遂予以VA-ECMO（插管部位：左股动脉17F/左股静脉21F）辅助下行PCI，并于LAD植入1枚支架，右冠脉

（RCA）闭塞严重，多次尝试导丝无法通过。术毕，安返CCU。

2022年3月8～11日：呼吸机辅助呼吸，ECMO＋IABP维持循环，PCI术后管理，抗感染，优化心脏前后负荷，降低心肌氧耗，创造心肌休息环境，临时起搏器维持心室率，ECMO常规管理。

2022年3月12日：循环稳定。心脏彩超提示心功能较前好转。

ECMO全流量辅助下，EF 30%。减少ECMO流量至1L/min以下，EF 39%。

遂于小剂量血管活性药物辅助下撤除ECMO，ECMO共辅助时间118小时33分钟，撤机后EF 41%。

ECMO辅助期间乳酸变化、抗凝及其他指标见病例2图4至病例2图12。

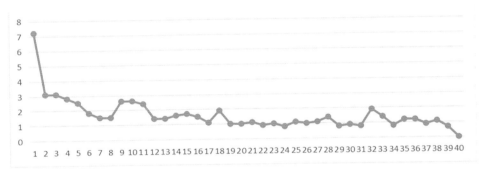

病例2图4　乳酸变化

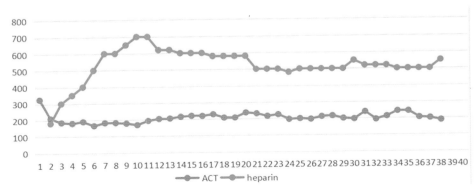

病例2图5　肝素用量及全血凝固时间变化

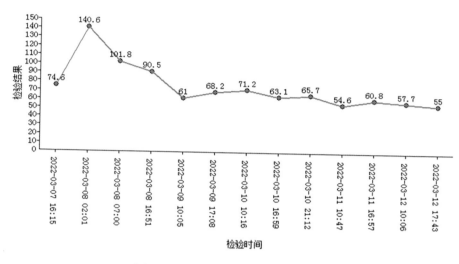

病例2图6　活化部分凝血活酶时间变化

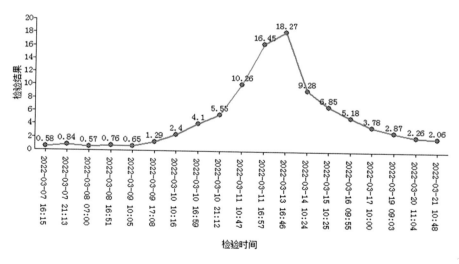

病例2图7　D-二聚体定量变化

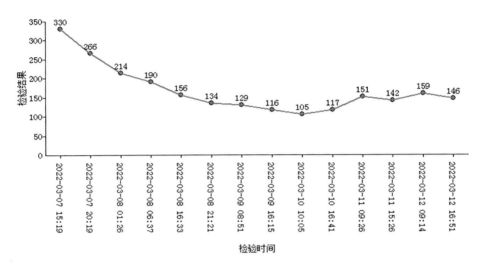

病例2图8　血小板计数变化

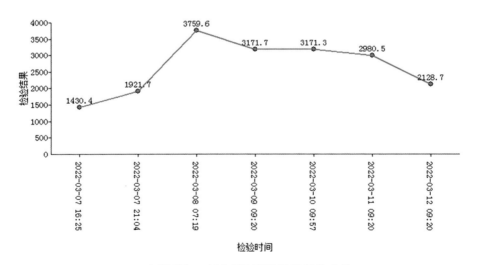

病例2图9　N末端B型钠尿肽前体变化

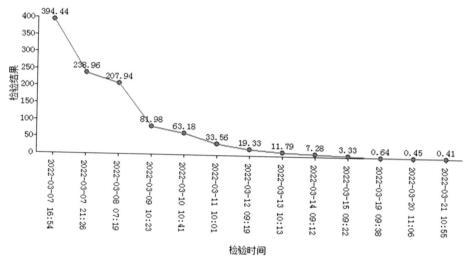

病例2图10　高敏肌钙蛋白I变化

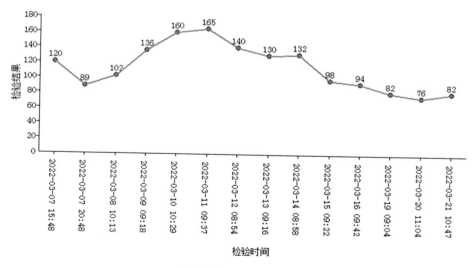

病例2图11　肌酐变化

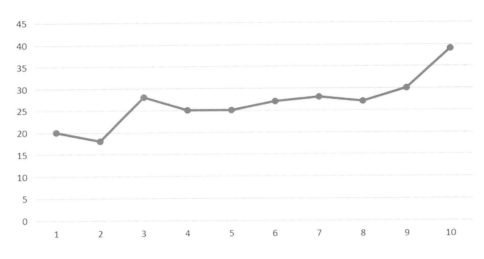

病例2图12　射血分数变化

2022年3月13日：撤除呼吸机。

2022年3月14日：撤除IABP。

2022年3月21日：转入普通病房行康复治疗。

2022年4月6日：出院。心脏MRI提示左室急性心肌梗死（室间隔及前壁梗死为主，存活心肌容积占比约70%），室间隔及前壁存在微血管阻塞可能。左室EF值38%，CO 4.0L/min。

出院诊断：

冠状动脉粥样硬化性心脏病

　　急性前壁心肌梗死

　　心源性休克

　　心功能Ⅳ级（Killip分级）

心律失常

　　间歇性三度房室传导阻滞

　　间歇性完全性右束支传导阻滞

肺部感染

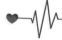

三、病例讨论

随着国家胸痛中心建设的推动，我国急性心肌梗死病死率较前明显下降[1-2]，但难治性心源性休克病死率仍高达50%～74%。对于高龄、心力衰竭、低射血分数、呼吸衰竭、基础疾病多（高血压、糖尿病、脑血管疾病、消化系统疾病等）、多器官功能障碍（肝功能损伤、肾功能损伤等）、严重左主干病变和（或）多支血管严重狭窄病变（达85%以上）和（或）慢性完全闭塞病变、弥漫钙化病变等病变复杂、应用血管活性药物无效且血流动力学不稳定、患者身体体质不佳、手术耐受不良、EuroSCORE评分5分以上、属于外科干预禁忌证、患者意愿明确表示拒绝行外科手术治疗等这类严重复杂的冠心病患者，行冠状动脉旁路移植术的手术风险极高，并不适合行外科手术治疗，那么经皮冠状动脉介入术（PCI）就可能是这类患者唯一的治疗方式[3]。这类患者进行PCI治疗称为高危PCI（High Risk PCI，HR-PCI）。HR-PCI患者在行PCI过程中极有可能出现严重并发症，造影剂短时间填充冠状动脉可导致心肌低血流量灌注，出现缺血症状，表现为一过性或持续性低血压、血流动力学不稳定甚至崩溃；同时也可能出现恶性心律失常、心力衰竭、心搏骤停、猝死等风险。不仅如此，较长的手术时间，以及手术过程中各种技术器械操作等对HR-PCI患者的心脏都存在很大的威胁。因此，如何能够让患者安全平稳地度过围术期是提高手术成功率的关键，也是保障患者生命安全的重要手段。随着体外辅助技术不断发展，通过在介入手术中应用辅助技术，让HR-PCI患者安全平稳地完成PCI手术成为了可能。

目前认为机械循环支持是治疗难治性心源性休克的有效治疗手段，而动静脉体外膜肺氧合（VA-ECMO）和主动脉内球囊反搏（IABP）为常见的辅助措施。ECMO辅助支持在HR-PCI中稳定了心力衰竭患者的血流动力学，一定程度上替代了受损心脏，让受损的心肌得到充分休息，给心肺功能创造恢复的机会。IABP可增加冠状动脉供血、减轻心脏左室后负荷及改善组织灌注。因此，ECMO联合IABP辅助下HR-PCI治疗效果显著。

治疗过程中，除了严格把握植入ECMO的适应证及禁忌证外，ECMO的有效管理需要能迅速反应的ECMO启动团队。ECMO支持团队应该是由训练有素的心力衰竭专家组成的多学科团队[4]，其中至少包括心血管介入医生、心外科医生、重症医学医生、麻醉医生、容量管理医生和重症护理护士。小组由ECMO主任领导，随时待命讨论ECMO病例的应用适应证及可能并发症的处理。多学科ECMO团队成立后可进一步完善适应证评估、ECMO启动治疗流程和ECMO参数管理，以便根据临床实际情况、机构能力和预计生存率初步评估成功概率。一项研究发现医疗中心在ECMO团队成立之前患者出院存活率为37.7%，成立后出院存活率上升至52.3%[5]。在应用ECMO辅助治疗时，严格把握ECMO的运行时间，密切关注患者生命体征的变化，积极预防感染，制订一套完整、可行、有效的措施以减少并发症的发生，是每个治疗中心应该思考的问题。

上面两例患者为急性心肌梗死合并难治性心源性休克，PCI术前冠脉严重病变，严重心功能障碍，IABP及大剂量血管活性药支持下循环仍不稳定。PCI术前两例患者均预防性应用ECMO辅助，在PCI术中稳定了心力衰竭患者的血流动力学，使术者在PCI术中可以放心操作，两例均开通罪犯血管。术后通过ECMO的有效管理，均成功撤除ECMO而未发生重大并发症。两例患者均联合了IABP辅助，使患者的治疗效果更加显著。

对于HR-PCI接受ECMO辅助的患者，有3种可能的结局：病情恢复、达到脱机指征和治疗无效拔管。而由于ECMO辅助时间与并发症及死亡率密切相关，及时拔管是很重要的。对临床状况进行全面评估是ECMO能否可以成功脱机和拔管的第一步，明确心肺及终末器官功能恢复尤为重要。心肌功能的评估通常是结合超声心动图和血流动力学进行的。值得关注的是，如果左心室后负荷（动脉张力和ECMO逆向血流压力共同影响）大，射血分数可能无法反映心肌的收缩能力，因为LVEF是左室固有收缩性和左室后负荷持续相互作用的结果[6]。为确定ECMO成功脱机的相关临床、血流动力学和多普勒超声心动图数，Aissaou等[7]对ECMO辅助治疗的患者在临床和多普勒超声监测下进行了耐受脱机试验，结果显示在ECMO流量<1.5L/min的情况下LVEF>20%～25%，主动脉时间–速度积分（VTI）>10cm和二尖瓣环侧收缩峰值速度（TDSa）≥6cm/s时可以预测成功脱机。此时，ECMO维持在低流量灌注状态而全身血压得到了充分维持，表明心脏功能部分或完全恢复。血栓形成的风险随着回路流量的降低而增加，因此在脱机期间必须注意抗凝策略，例如当流速低至2.5～3L/min时需持续性抗凝[8]。

　　高危冠心病患者大多心功能受损，在手术中没有稳定的血流动力学支持，这无疑是对患者自身耐受能力的严峻考验，同时增加了手术风险，预后可能不良。通过体外循环辅助设备ECMO的应用，降低了心脏的前负荷，减少受损心脏做功，让心肌细胞有恢复的机会。而且，通过联合IABP减少心脏后负荷，达到进一步减轻心脏负担的目的。IABP虽然能够降低心脏后负荷，减少心肌缺血，减少心脏做功，但是IABP提供的心排出量有限，仅为0.3～0.5L/min，ECMO则可以提供心排出量最高达5L/min。IABP需要收缩压维持50mmHg以上，才可以发挥作用[9]，而ECMO作为在心搏骤停后的急救手段不受收缩压的限制。两者取长补短，共同维持相对稳定的血流动力学，让HR-PCI患者安全平稳地完成PCI手术成为了可能。

（刘玉富）

参考文献

[1]霍勇.中国胸痛中心建设理论与医学模式[J].中国介入心脏病学杂志, 2021, 29(1): 1-3.

[2]李思艺, 丁寻实, 叶滔, 等.胸痛中心模式下急性冠脉综合征救治和预后的年龄差异性分析——一项多中心回顾性研究[J].中华危重病急救医学, 2021, 33(3): 318-323.

[3]Sukiennik A, Kasprzak M, Mazurek W, et al.High-risk percutaneous coronary intervention with Impella CP hemodynamic support.A case series and method presentation[J].Advances in Interventional Cardiology, 2017, 13(1): 67-71.

[4]Abrams Darryl, Garan A Reshad, Abdelbary Akram, et al.Position paper for the

organization of ECMO programs for cardiac failure in adults[J].Intensive Care Med, 2018, 44(6): 717–729.

[5]Dalia Adam A, Ortoleva Jamel, Fiedler Amy, et al.Extracorporeal membrane oxygenation is a team sport: institutional survival benefits of a formalized ECMO team[J].J Cardiothorac Vasc Anesth, 2019, 33(4): 902–907.

[6]Morimont Philippe, Lambermont Bernard, Guiot Julien, et al.Ejection fraction may not reflect contractility: example in veno–arterial extracorporeal membrane oxygenation for heart failure[J].ASAIO J, 2018, 64(4): e68–e71.

[7]Aissaoui Nadia, Luyt Charles–Edouard, Leprince Pascal, et al.Predictors of successful extracorporeal membrane oxygenation(ECMO)weaning after assistance for refractory cardiogenic shock[J].Intensive Care Med, 2011, 37(11): 1738–1745.

[8]Aissaoui N, El–Banayosy A, Combes A.How to wean a patient from veno–arterial extracorporeal membrane oxygenation[J].Intensive Care Med, 2015, 41(5): 902–905.

[9]Cheng JM, den Uil CA, Hoeks SE, et al.Percutaneous left ventricular assist devices vs intra–aortic balloon pump counterpulsation for treatment of cardiogenic shock: a meta–analysis of controlled trials[J].Eur Heart J, 2009, 30(17): 2102–2108.

ECMO在妊娠合并A型主动脉夹层中的应用

一、病历摘要

患者女性，32岁，身高165cm，体重49kg，BMI 18.0。主因"怀孕29⁺周，恶心、呕吐13小时"于2017年11月22日11：50入院。

现病史：患者怀孕29⁺周，怀孕期间产检未见异常。2017年11月21日23：00左右无明显诱因出现恶心、呕吐胃内容物。伴出汗，无胸闷、胸痛，无头晕、头痛，无黑矇、晕厥，无四肢抽搐，共反复出现8次，2017年11月22日1：15至外院就诊，测"心率90次/分，血压106/68mmHg，心电图示窦律，Ⅱ、Ⅲ、aVF导联ST段抬高；高敏C反应蛋白1.66mg/L；血常规：白细胞计数13.13×10⁹/L，中性粒细胞百分比86.1%，血钾3.2mmol/L，肌酸激酶同工酶、肌酸激酶正常。予以补钾，患者拒绝住院治疗。8：16复查心电图：窦律，Ⅱ、Ⅲ、aVF导联T波倒置，肌钙蛋白I 32.05ng/ml，肌红蛋白344.7ng/ml，肌酸激酶同工酶74.21ng/ml，D-二聚体4.42mg/L，纤维蛋白原降解产物11.93μg/ml，血沉49mm/h，凝血功能未见异常"。为求进一步诊治，急诊以"急性心肌梗死"转入我院CCU。

既往史及个人史：平素体健，无特殊。

入院查体：体温36.5℃，脉搏91次/分，呼吸20次/分，血压102/63mmHg。神清，急性病容。双肺呼吸音清，未闻及干湿啰音。心率91次/分，律齐，主动脉瓣膜听诊区可闻及3/6级舒张期吹风样杂音，双侧股动脉及足背动脉搏动正常对称，双侧股动脉未闻及血管杂音。双下肢皮温、颜色正常，双下肢无水肿，Allen试验（＋）。

入院诊断：

冠状动脉粥样硬化性心脏病

急性下壁心肌梗死Killip Ⅰ级

孕29⁺周

入院后辅助检查：

1. 床旁心脏超声（2017年11月22日16∶10） 主动脉夹层（A型），主动脉根部显著扩张，达55mm，内见典型内膜剥离片，升主动脉、主动脉弓未见明显内膜片；主动脉瓣中度反流；二尖瓣轻度反流，三尖瓣微量反流；左室下壁、右室收缩减弱；估测肺动脉收缩压约25mmHg，LVEF 50%。

2. 化验检查 血常规：白细胞计数18.65×10⁹/L，中性粒细胞百分比90.6%，血红蛋白111g/L，血小板计数245×10⁹/L。肌钙蛋白I＞32ng/ml，高敏肌钙蛋白T＞2.0ng/ml。D-二聚体5.58mg/L。

3. 心电图 提示窦性心律伴多元性室性期前收缩，下壁及前间壁心肌梗死，侧壁T波异常，右室肥厚。

二、诊疗经过

1. **手术情况** 经我院心外科、深圳市某医院产科及新生儿科多学科会诊讨论，修正诊断为：急性A型主动脉夹层、主动脉瓣中度反流、孕29周。

充分评估病情及风险后于2017年11月22日19∶50入手术室行子宫下段剖宫产术＋止血球表面放置术（婴儿娩出后Apgar评分低，经胸外按压，气管插管滴入肾上腺素抢救成功后转入深圳市某医院新生儿科治疗），随后在急诊全身麻醉体外循环下行Bentall手术＋冠脉搭桥术。

术中见血性心包积液约150ml，主动脉根部右心室前壁血肿，右心收缩无力，右心房张力高。主动脉窦部显著扩张，最大直径5.5cm。切开探查见主动脉窦部局限夹层形成，右冠脉开口撕脱，主动脉瓣叶对合不拢致关闭不全。Bentall手术术毕患者反复出现室性期前收缩、室性心动过速，右心收缩无力，予药物及安装起搏器等处理效果不佳。遂于IABP辅助下行不停跳右冠状动脉搭桥术。术后右心室收缩稍改善，仍频发室性心动过速，考虑心肌梗死后心律失常，在持续利多卡因滴注下于2017年11月23日4：35返回ICU。

2．术后情况　返ICU后宫腔液引流液多（7小时内1500ml），予以止血药、冷沉淀及凝血因子并快速补充血浆、红悬液、白蛋白及晶体液，持续大剂量血管活性药物多巴胺、去甲肾上腺素、肾上腺素、硝酸甘油静脉泵入，循环极不稳定。频发房性、室性心动过速，2017年11月23日11：00、12：00、14：00 3次心搏骤停，抢救成功。内环境紊乱，低血钾，高血糖伴血乳酸持续升高。

3．ECMO上机　大剂量血管活性药应用下（血管活性—正性肌力药物评分44分），血压97/56mmHg，中心静脉压25mmHg，心率100次/分。

动脉血气分析：酸碱度7.04，氧分压94mmHg，碱剩余20.6mmol/L，血乳酸持续＞15mmol达2小时。经ICU、外科、麻醉、体外循环科联合讨论认为有行ECMO辅助指征。告知家属ECMO可能并发症及远期预后不良可能，患者家属表示理解并同意行ECMO辅助治疗。

外科医师行床旁左侧股动、静脉半切开穿刺置管术，于2023年11月23日15：05（术后10.5小时）开启床旁VA-ECMO辅助治疗。

ECMO共运行264小时45分（11天＋45分）。

4．ECMO管理

泵流量：2.5～2.9L/min，根据动脉血气分析结果（血乳酸、动、静脉氧饱和度）及动脉血压调整，保证满足全身器官灌注的最低血压即可。

通气设置：根据动脉血气（左侧肢体）氧分压及二氧化碳分压调节。

抗凝管理：持续泵入肝素1～8mg/h，维持全血凝固时间160～180秒，活化部分凝血活酶时间60～80秒。定期复查D-二聚体、抗凝血酶Ⅲ、纤维蛋白原及血小板数量，同时密切关注患者出血及血栓情况，及时补充血小板、血浆、冷沉淀、纤维蛋白原，力求在各凝血成分接近正常的条件下进行肝素抗凝。

容量管理：ECMO期间持续泵入呋塞米利尿，ECMO前4天及第9～第11天持续行连续肾脏替代疗法（CRRT）。密切关注股静脉引流，发现管道抖动时如判断原因为血容量不足则立即纠正。

远端灌注：本例未放置左下肢远端动脉灌注管。ECMO期间密切观察左下肢见灌注良好，皮肤颜色温度正常，无花斑及肿胀。

5．并发症

出血：ECMO前3天胸腔及宫腔引流液较多（分别为700～400ml/d及840～300ml/d），经调整肝素用量，输入血制品，使用缩宫素后引流液减少。ECMO第5天起ECMO及IABP置管处持续渗血，中间随调整肝素用量及输入血制品后略有好转。ECMO第8天出现血尿。ECMO第8天起发现下腹部鼓胀，之后腹压持续升高，多次输入库血红细胞，血红蛋白无升高，D-二聚体快速升高（最高达91mg/L），大腿根部、会阴部肿胀，大腿臀部皮肤多处瘀斑，床旁超声见盆腔内液性暗区。ECMO第10天行盆腔穿刺置管引流减压术，当日盆腔引流血性液1200ml。ECMO期间输入大量血制品：红细胞73U，血小板12治疗量，血浆4800ml，冷沉淀10U，纤维蛋白原1g。

血栓形成及血栓栓塞：ECMO第2天，超声报主动脉机械瓣开放受限，瓣叶异常回声附着。ECMO第5天，主动脉瓣开放受限，升主动脉人工血管内异常回声。ECMO第7天，主动脉瓣仅单叶活动，人工血管内条状带消失。右下肢肌力减弱，仅可微小活动，考虑脑梗死。ECMO第9天，主动脉瓣一叶正常开放，另一叶可活动。ECMO撤机后4天，发现下腔静脉内条状血栓，至转院时仍未消失。

感染：ECMO期间血液白细胞计数增高且波动明显〔（10.77～24.28）×10^9/L〕，ECMO第6天痰培养见G$^-$杆菌及真菌，ECMO第8天血培养见G$^-$菌生长，ECMO第9天痰培养见多重耐药铜绿假单胞菌及洋葱伯克霍尔德菌，考虑肺部感染。手术当日预防性应用头孢呋辛，ECMO期间根据细菌培养及药敏实验结果先后应用亚胺培南西司他丁钠、万古霉素、左氧氟沙星及头孢吡肟抗感染。降钙素原0.82～8.73ng/ml。

6．ECMO期间病情变化　ECMO上机后同时持续IABP及CRRT辅助，血乳酸逐渐下降，12小时后动脉血气分析各值恢复正常。

ECMO上机当日反复心室颤动（3小时内18次），经多次电除颤及予利多卡因、肾上腺素、去甲肾上腺素、异丙肾上腺素、多巴胺、胺碘酮、乌拉地尔、罂粟碱等药物治疗，积极纠正酸中毒及补钾补钙，持续IABP及CRRT辅助，约3小时后恶性心律失常消失。患者心功能逐步改善。ECMO第10天LVEF升至30%。

ECMO第3天停镇静药后患者神志清醒。第7天右下肢肌力减弱，之后略有恢复。考虑小范围脑梗死，未行CT检查证实。

ECMO期间出现急性肝、肾损伤。ECMO第2天肝酶明显增高达正常值9倍，ECMO第8天肝酶恢复正常。ECMO 1～9天患者每日尿量可，血肌酐正常。ECMO第10天开始少尿至无尿，血肌酐急速升高，考虑盆腔血肿压迫所致，再次持续CRRT治疗。

营养：ECMO期间每日静注葡萄糖＋氨基酸，第4天鼻饲流质安素。第10天因盆腔血肿、腹胀禁食水，诊断重度营养不良。

7. ECMO撤离　ECMO第8天起患者下腹膨隆并进行性加重。多次请产科、泌尿外科会诊，考虑主动脉夹层术后，凝血功能障碍，腹壁及腹膜后、盆腔血肿，子宫出血可能性大，ECMO运行期间肝素抗凝条件下手术探查止血风险极大，暂时行输血、盆腔引流、降低肝素用量等方法保守治疗。2017年11月4日（ECMO第11天）在泵入多巴胺10μg/（kg·min）条件下逐渐减流量后顺利撤离ECMO。ECMO共运行264小时45分。

8. 撤机后诊疗经过　撤机机后患者循环呼吸尚平稳，ECMO及IABP置管处持续渗血。腹胀加重，质硬。会阴部及大腿根部肿胀加重。于2017年12月5日撤除IABP，当日N末端B型钠尿肽前体＞35 000pg/ml，降钙素原升高至22.8ng/ml。

2017年12月6日行腹壁及盆腔血肿清除术，术中清除腹壁下及盆腔血块及积血约5000ml、对盆底及阴道旁活动性渗血压迫止血并填塞纱布，术中输红悬液8U，血小板2治疗量，血浆1200ml，冷沉淀20U，纤维蛋白原1g，凝血酶原400U。术后持续呼吸机＋CRRT辅助，中心静脉压高至29mmHg，持续多巴胺、去甲肾上腺素、利多卡因泵入下循环尚稳定。全身水肿明显，腹部伤口可见渗血渗液，会阴部肿胀，阴道口可见暗红色液渗出。少尿，予无肝素持续血液滤过，盆腔引流较前减少。呼之可睁眼，左侧肢体可见不自主活动，右侧肢体未见任何活动。

2017年12月7日胸片示左侧胸腔积液，右下肺大疱伴感染。纤维支气管镜检查见右下叶及左下叶支气管外压性狭窄，气管支气管炎症伴中少量分泌物。分泌物送培养2天后报见少量真菌及耐药洋葱伯克霍尔德菌生长。

2017年12月8日全身水肿加重，血乳酸升高达11mmol/L，D-二聚体100mg/L，降钙素原18.742ng/ml。胆红素、转氨酶升高明显，总胆红素161.1μmol/L，谷草转氨酶2014U/L，谷丙转氨酶230U/L，考虑原因可能为：右心衰竭加重致肝瘀血、感染中毒及药物性肝损伤，予停用卡泊芬净、脂肪乳，慎用肝功能损害药物，加用熊去氧胆酸、还原型谷胱甘肽护肝利胆治疗并继续抗感染、抗心力衰竭。当日腹腔穿刺置管引流后腹压降低，中心静脉压下降至16~20mmHg，双下肢水肿好转。

2017年12月9日病情改善，腹胀及下肢水肿缓解，尿量恢复正常。血乳酸降至正常，N末端B型钠尿肽前体、肝酶、降钙素原下降，胆红素升高，高敏肌红蛋白报危急值377.2ng/ml。逐渐减停去甲肾上腺素。呼吸循环平稳。

2017年12月10日继续呼吸机＋CRRT辅助，患者轻度镇静状态，呼之可睁眼，双上肢活动可，双下肢未见明显活动。灌肠后排黄色糊状便，开始肠内营养。

2017年12月11日取出全部盆腔填压纱块后渗血减少，并于当日拔除心包、纵隔引流管。B超见心肌收缩运动可，瓣膜启闭正常，下腔静脉条状回声，考虑附壁血栓，予低分子肝素抗凝治疗。患者动脉血气分析结果正常，白细胞计数下降，转氨酶明显下降，胆红素持续增高（总胆红素240.5μmol/L），继续护肝治疗。

2017年12月12日发现患者肛周、会阴皮肤瘀血明显，右侧肛周见破溃口，有少许坏死组织，破溃口有较多暗红色血性积液及凝血块溢出。请外院肛肠外科会诊：指诊见右侧肛管直肠下段破溃，直肠上段黏膜完整，顺破溃口探查见腔隙巨大，范围不清，有较多暗红色血性积液及凝血块溢出，肛管有粪便排出。诊断：盆腔腹膜后、肛周巨大血肿。建议：请胃肠外科会诊，考虑行结肠造瘘改道；保持血肿腔引流通畅，条件允许行MRI了解血肿情况，必要时清创引流。予暂停肠内营养，加强肠外营养，加强肛周破溃口护理及引流等对症支持治疗。

2017年12月13日因"剖宫产术及主动脉夹层术后多脏器功能衰竭、严重感染合并肛周瘘"带气管插管转入综合医院重症医学科治疗。

出院诊断：

马方综合征，主动脉根部瘤合并主动脉夹层Stanford A型，主动脉瓣关闭不全，急性心力衰竭Bentall手术后

右冠撕脱，急性右室心肌梗死，心脏扩大，心源性休克

心律失常，窦性停搏，多形性室性心动过速、心室颤动、室性期前收缩、房性期前收缩

心搏骤停，心肺复苏术后

多器官功能障碍，缺血缺氧性脑病，急性肺损伤，急性肾功能不全，急性肝功能不全，胃肠功能障碍，凝血功能障碍

盆腔、腹膜后、腹膜外、肛周巨大血肿盆腔感染

内环境紊乱，高乳酸血症，低钾血症，高钾血症，低钙血症，代谢性酸中毒

肺部感染，双侧胸腔积液

重度营养不良

主动脉机械瓣腔、升主动脉人工血管内血栓形成可能性大，下腔静脉血栓可能

肛瘘

脑梗死

腹腔积液

孕29+周剖宫产术后

随访：转院后诊疗经过不详。2023年7月电话回访，患者自述2017年在外院保守治疗50余天后出院，经近7个月修养锻炼，四肢肌力及活动恢复正常。目前可从事一般家务劳动，感冒或劳累后易疲惫，食欲较差，近两年未

规范复查。其子健康。

三、病例讨论

主动脉夹层是主动脉因先天缺陷或受妊娠、高血压等因素影响，血管内膜局部撕裂，血液通过破口进入血管壁内，并沿着主动脉壁延伸剥离、扩展，在主动脉内形成真假两腔，引起动脉破裂出血、使受累器官供血减少并继发功能障碍，是心血管疾病中最凶险的疾病。常以胸部撕裂样疼痛为主要表现，合并脏器供血不足，急性期多死于心脏压塞、心律失常等，死亡率极高。尤其是A型主动脉夹层，发病后死亡率每小时增加1%[1]。

妊娠合并主动脉夹层是妊娠期罕见的疾病，发病率14.5/100万，病情凶险，孕产妇死亡率高达30%[2]，新生儿及胎儿丢失率高达50%[3]。Stanford A型主动脉夹层是其中最常见的类型[4]。妊娠期间，母体血流动力学及血液学改变显著，如心率加快、心输出量增加、左室厚度增大等[5]。在妊娠晚期，血浆体积可增加约45%，红细胞质量增加20%[6]。同时增大的子宫可使腹主动脉及髂动脉受压，引起妊娠高血压的产生[7]。此外，妊娠期胎盘大量分泌雌、孕激素，雌激素可抑制胶原蛋白和弹性纤维在主动脉壁的沉积，孕激素可促进非胶原蛋白沉积在主动脉壁，使血管壁弹性降低、脆性增加，两者均易引起主动脉夹层的形成和主动脉破裂[8]。这些变化在妊娠晚期和产后早期最为明显，妊娠合并主动脉夹层10%发生在早孕期，10%发生在中孕期，50%发生在晚孕期，30%发生在产褥期并[9]且在患有高血压、先兆子痫和潜在主动脉疾病（如马方综合征等）的孕妇中变化更甚。

由于主动脉夹层临床表现复杂多样，缺乏特异性，临床医护人员易疏忽，出现漏诊、误诊，甚至部分患者通过死亡后尸检才能最终确诊，曾有研究[10]发现85%的主动脉夹层患者容易出现漏诊或误诊。尤其是Stanford A型动脉内膜撕裂涉及冠状动脉时，患者易被误诊为急性心肌梗死而予以抗凝溶栓治疗，病死率达69%[11]。本例患者入院诊断为冠状动脉粥样硬化性心脏病，急性下壁心肌梗死Killip Ⅰ级并开始药物（低分子肝素及氯吡格雷）抗凝，增加了术后出血风险。后经床旁超声心动图检查发现主动脉根部典型血管内膜剥离片，方修正诊断为急性主动脉夹层。

明确诊断为妊娠合并Stanford A型夹层的患者无论孕周如何，均需紧急行心脏外科手术治疗，是否同时行剖宫产术分娩，视胎儿孕龄及患者对胎儿的期待值而定。我国专家共识推荐多学科团队协作根据孕周制订手术治疗策略：孕周<28周者建议保留胎儿，先行主动脉手术；手术后根据胎儿的存活情况决定继续妊娠或引产；孕周≥28周者建议先行剖宫产，胎儿娩出后再同期行主动脉手术[12]。手术治疗并发症包括肺部并发症、截瘫、肾衰竭、出血以及多器官功能衰竭，是术后早期主要的致死原因[13]。

本例Stanford A型夹层患者妊娠29$^+$周，考虑此孕周胎儿发育基本成熟，新生儿生后存活率较高，为避免体外循环导致胎儿丢失风险，先行剖宫产术同期行Bentall手术治疗。术中体外循环停机后因反复心律失常，右室收缩无力，怀疑右冠状动脉血流不畅，取大隐静脉行右冠脉搭桥术后病情略改善。但因心肌缺血时间较长和手术及体外循环对心肌的叠加损伤，患者术后当日在应用大剂量血管活性药、抗心律失常药及呼吸机、IABP辅助下，仍频发室性心动过速、心室颤动等恶性心律失常，子宫腔及心包纵隔引流量大，循环难以维持，内环境恶化，血乳酸持续升高，选择VA-ECMO作为机械循环呼吸支持是抢救患者生命的终极手段。

ECMO可用于心脏手术术中无法脱离体外循环，以及术中脱离体外循环后或术后出现难治性心源性休克的患者，统称为心脏术后ECMO。尽管主动脉夹层过去被列为ECMO的禁忌证，但是随着ECMO管理水平的提高，修复后的主动脉夹层已不再作为禁忌证[14]。不同研究报道的A型主动脉夹层术后ECMO辅助患者的住院死亡率差异很大（14.7%～89.7%）。北京阜外医院一项回顾性研究显示，非夹层主动脉术后ECMO患者与A型主动脉夹层手术后ECMO患者的院内死亡率为0 vs 88.2%[15]。

主动脉夹层术后ECMO辅助患者的高死亡率与其病情更复杂有关。相比于非夹层性主动脉手术患者，夹层患者术前更易合并其他器官受累，如冠脉受累、器官灌注不良综合征等；本例患者在右冠状动脉有效血运重建前心肌历经较长时间缺血导致术后及ECMO初期频发心室颤动、室性心动过速等恶性心律失常，药物疗效不佳。ECMO机械辅助有效地替代了自体心肺保证组织氧供，使得患者内环境迅速改善，血乳酸在12小时内恢复正常。经过11天的ECMO辅助，患者的心脏得到充分休息后心律稳定，左室EF值恢复至30%，达到撤机标准，ECMO的及时撤离也为后续治疗提供了条件。

VA-ECMO的主要并发症是出血、血栓形成和感染[16]。夹层患者手术复杂，多数患者术中采用低温停循环技术，夹层本身、术中低温、长时间心肺转流、围术期凝血系统激活及ECMO运行均可导致凝血因子大量消耗，术中术后大量止血药物和血制品的输注均增加了患者出凝血紊乱风险，可导致致死性大出血、弥散性血管内凝血和血栓形成。本例患者于Bentall手术同期行剖宫产术。相比自然分娩，剖宫产术后出血发生率更高[17]。加之患者复合手术手术创面大，ECMO运行及植入主动脉机械瓣均要求适度抗凝，多种因素叠加导致该患者在ECMO期间不同部位出血（胸腔、宫腔、置管部位、尿路、腹腔及盆腔）与血栓栓塞事件（主动脉瓣上、人工血管内）交替及重叠出现，抗凝管理及其困难。根据全血凝固时间、活化部分凝血活酶时间、凝血八项及患者血栓及出血表现随时调整肝素用量，并按需补充各种血制品是保证ECMO顺利运行的关键。ECMO后期虽探查到腹腔、盆腔出血但考虑到主动脉机械瓣上血栓形成，瓣叶开放障碍，为避免栓塞加剧仍不能完全停止肝素抗凝，仅靠盆腔引流及输注大量血制品补充失血维持血容量及血液成分平衡，坚持到心功能恢复至ECMO及IABP撤机，暂停抗凝治疗后方进行腹壁及盆腔血肿清除术，清除腹壁下、盆腔大量血块及积血并止住盆底及阴道旁活动性渗血。

严重感染是ECMO维持过程中常见的并发症之一，ECMO支持时间与感染的发生率相关。接受ECMO治疗少于1周的患者约有6.1%的感染风险，接受ECMO治疗8～14天的患者约有15.7%的感染风险，而接受ECMO治疗超过2周的患者约有30.3%的感染风险[18]。

感染的原因主要包括插管过程中的无菌技术、疾病严重程度、肠道菌群易位、免疫系统紊乱、长时间机械通气带来的气道开放、营养不良等[19]。VA-ECMO期间为预防和治疗感染性疾病，应注意不同抗生素的药代动力学

（PK）和药效学（PD）通过VA-ECMO时可发生明显改变。重症患者可能需要调整剂量和密切监测血药浓度，伴有肝或肾功能不全的患者尤应注意。

　　本例ECMO支持治疗持续11天，同时行IABP、CRRT及气管插管机械通气，持续置入中心静脉导管、有创动脉测压管、胃管及尿管，多通路侵入性操作更增加了致病微生物感染风险。尽管手术当日预防性应用头孢呋辛，ECMO启动早期应用特殊使用级抗生素亚胺培南西司他丁钠及万古霉素预防感染，中期应用免疫球蛋白及胸腺肽等药物加强免疫支持，ECMO后期仍出现多重耐药铜绿假单胞菌、洋葱伯克霍尔德菌及酵母样真菌肺部感染及革兰阴性菌血症。

　　ECMO撤机后持续局部肺不张及肺感染，痰培养见大肠埃希杆菌。患者因腹内压高必须禁食；因盆腔血肿清除术后右心衰竭加重、体循环瘀血及药物导致的肝功能损害而停用有潜在肝损伤作用的中长链脂肪乳。肠内、外营养进路均受限，导致患者重度营养不良，更加削弱了其抗感染能力。患者住院期间根据血、痰、盆腔积液、创口分泌物等细菌培养及药敏结果及相应血药浓度监测结果多次调整用药方案，先后使用了亚胺培南西司他丁、万古霉素、左氧氟沙星、头孢吡肟、卡泊芬净、美罗培南、甲硝唑等抗生素抗感染。但患者因出血及右心功能差导致腹壁、盆腔及会阴部持续血肿、水肿，最终进展为肛周巨大血肿及肛瘘，出现高热、心率快、白细胞计数升高等感染加剧表现。该患者反复出现的多部位感染与患者原发病的严重程度及手术后出血并发症引发的一系列病理生理改变密切相关，所幸最终经外院肛肠科与重症医学科联合治疗后痊愈。

　　ECMO作为手术后严重心肺功能衰竭常规治疗无效的、挽救性的治疗手段，可有效降低患者死亡率[20]。虽然ECMO技术不断更新，临床救治经验也更加丰富，但由于接受ECMO治疗的患者病情通常极为危重，加之ECMO本身技术复杂、创伤较大，接受ECMO的成人患者仍存在较多的并发症。本例妊娠合并急性A型主动脉夹层，病情凶险危重，患者历经出血、血栓栓塞、感染、脑梗死、急性肾功能不全、急性肝功能不全、胃肠功能障碍等并发症，最终预后良好。回顾分析其诊疗经过，有助于我们获得经验、吸取教训，为救治此类患者制订最佳的诊疗策略。

（叶晓青）

参考文献

[1]Hagan PG, Nienaber CA, Isselbacher EM, et al.The International Registry of Acute Aortic Dissection(IRAD): New insights into an old disease[J].JAMA, 2000, 283(7): 897-903.

[2]Nasiell J, Lindqvist PG.Aortic dissection in pregnancy: the inci-dence of a life-threatening disease[J].Eur J Obstet Gynecol Reprod Biol, 2010, 149(1): 120-121.

[3]Kamel H, Roman MJ, Pitcher A, et al.Pregnancy and the risk of aortic dissection or rupture: a cohort-crossover analysis[J].Cir-culation, 2016, 134(7): 527-533.

[4]Immer FF, Bansi AG, Immer-Bansi AS, et al.Aortic dissection in pregnancy: Analysis of risk factors and outcome[J].Ann Thorac Surg, 2003, 76(1): 309-314.

[5]Smok DA.Aortopathy in pregnancy[J].Semin Perinatol, 2014, 38(5): 295-303.

[6]Ramlakhan KP, Johnson MR, Roos-Hesselink JW.Pregnancy and cardiovascular disease[J].Nat Rev Cardiol, 2020, 17(11): 718-731.

[7]Crawford JD, Hsieh CM, Schenning RC, et al.Genetics, pregnancy, and aortic degeneration[J].Ann Vasc Surg, 2016, 30(158): e5-9.

[8]van Hagen IM, Roos-Hesselink JW.Aorta pathology and pregnancy[J].Best Pract Res Clin Obstet Gynaecol, 2014, 28(4): 537-550.

[9]Yang G, Peng W, Zhao Q, et al.Aortic dissection in women during the course of pregnancy or puerperium: a report of 11 cases in central south China[J].Int J Clin Exp Med, 2015, 8(7): 11607-11612.

[10]Li Y, Yang N, Duan W, et al.Acute aortic dissection in China[J].Am J Cardiol, 2012, 110(7): 1056-1061.

[11]Esther V, Wolfgang H, Manfred C, et al.Aorticemergencies-diagnosis and

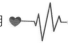

treatment: a pictorial review[J].Insights Imaging, 2015, 6(1): 17–32.

[12]中国医师协会心血管外科分会大血管外科专业委员会.急性主动脉综合征诊断与治疗规范中国专家共识(2021版)[J].中华胸心血管外科杂志, 2021, 37(5): 257–269.

[13]蒋荣珍, 滕银成.妊娠合并主动脉夹层的诊治[J/CD].中华产科急救电子杂志, 2019, 8(2): 76–81.

[14]Lorusso R, Whitman G, Milojevic M, et al.2020 EACTS/ELSO/STS/AATS expert consensus on post–cardiotomy extracorporeal life support in adult patients[J].J Thorac Cardiovasc Surg, 2021, 161(4): 1287–1331.

[15]闫姝洁, 周纯, 刘刚.主动脉手术后体外膜氧合支持的回顾性研究[J].中国胸心血管外科临床杂志, 2023, 30(x): 1–6.DOI: 10.7507/1007–4848.202209027.

[16]Roberto L, Kiran S, Graeme M, et al.ELSO Interim Guidelines for Venoarterial Extracorporeal Membrane Oxygenation in Adult Cardiac Patients[J].ASAIO J, 2021, 67(8): 827–844.

[17]顾红娟.剖宫产术产后出血的原因及治疗[J].人人健康, 2016, 0(24): 37–38.

[18]MacLaren G, Schlapbach LJ, Aiken AM.Nosocomial infections during extracorporeal membrane oxygenation in neonatal, pediatric, and adult patients: a comprehensive narrative review[J].Pediatr Crit Care Med, 2020, 21(3): 283–290.

[19]Chen H, Yu RG, Yin NN, et al.Combination of extracorporeal membrane oxygenation and continuous renal replacement therapy in critically ill patients: a systematic review[J].Crit Care, 2014, 18(6): 675.

[20]Karagiannidis C, Brodie D, Strassmann S, et al.Extracorporeal membrane oxygenation: evolving epidemiology and mortality[J].Intensive Care Med, 2016, 42(5): 889–896.

ECMO在供体器官维护中的应用

一、病历摘要

患者男性，44岁，身高168cm，体重75kg。因"呼吸心搏骤停心肺复苏术后4天，持续昏迷"于2022年3月16日入院。

现病史：患者家属代诉，4天前患者晚上夜跑时被路人发现倒地昏迷状态，报警后120送至宝安区某医院进行抢救，进行心肺复苏后心跳恢复，但始终无自主呼吸，意识丧失状态，瞳孔散大，对光反射消失。超声：符合急性心肌梗死后改变，节段性室壁运动异常。对症治疗效果差，持续昏迷，告知家属预后不良，家属表示理解，主动要求器官捐献，经红十字会协调后，转我院继续生命支持，待器官捐献。

既往史及个人史：家属不知情，无法告知。

入院查体：体温36.5℃，脉搏40次/分，呼吸0次/分，血压60/40mmHg。心率40次/分，心律：不齐。神志：深昏迷，两肺呼吸音消失。GCS评分3分，脑干反射：双侧瞳孔对光反射消失、双侧角膜反射消失、双侧头眼反射消失、双侧前庭眼反射消失、咳嗽反射消失。

入院诊断：

呼吸心搏骤停

心肺复苏术后

冠状动脉粥样硬化性心脏病

心律失常

室性心动过速

心功能不全

缺氧缺血性脑病

多器官功能障碍综合征（MODS）

入院后辅助检查：

2022年3月17日10：33～11：15脑电图：病理性电静息。

2022年3月17日9：30体感诱发电位：双侧N9存在，N13、P14、N18、N20消失。

自主呼吸激发试验：自主呼吸激发试验提示无自主呼吸。

结论：根据《中国成人脑死亡判定标准与操作规范（第二版）》，该患者符合脑死亡判定标准。

1. 抽血化验

动脉血气分析：酸碱度7.18，氧分压90mmHg，二氧化碳分压31mmHg，乳酸3.2mmol/L，碱剩余−16.8mmol/L，碳酸氢根11.6mmol/L，钠162mmol/L，钾2.3mmol/L。

血常规：白细胞计数1.97×10^9/L↓，中性粒细胞百分比56.8%，血红蛋白117g/L↓，血小板计数47×10^9/L↓。

电解质：钾2.77mmol/L↓，钠164mmol/L↑，氯140.2mmol/L↑，钙2.25mmol/L。

肝功能：谷丙转氨酶3853U/L↑，谷草转氨酶1749U/L↑，γ谷氨酰转肽酶55U/L，总胆红素25.3μmol/L↑，直接胆红素18.0μmol/L↑，间接胆红素7.3μmol/L，白蛋白27.2g/L↓。

肾功能：肌酐121μmol/L↑，尿素氮9.1mmol/L↑，胱抑素C 1.06mg/L。

高敏肌钙蛋白I 1.694ng/ml↑，高敏肌钙蛋白T 7.536ng/ml↑。

N末端B型钠尿肽前体839pg/ml↑。降钙素原2.18ng/ml↑，白介素6 2681pg/ml↑，D-二聚体18.05mg/L↑。

传染病四项等结果正常。

2. 心电图　窦性心律，WPW综合征A型（预激综合征）。

3. 胸片　气管插管术后，双侧少量胸腔积液。

4. 心脏超声　节段性室壁运动异常，主动脉瓣轻度退行性变，二尖瓣、三尖瓣轻微反流，左室整体收缩功能减低（LVEF 35%）。

二、诊疗经过

根据患者心脏彩超及抽血的结果，考虑急性心肌梗死导致可能性大，预后不良，经住院评估，患者目前处于脑死亡状态，家属经商议后要求终止治疗，并联系深圳红十字会予行器官捐献。经红十字会协调，进入器官捐献程序，予紧急安装ECMO，生命支持，维护好重要器官功能，待器官捐献。

患者转入我院时血压低、心率慢，循环不稳，查血常规提示血白细胞计数、血小板计数明显下降，予人粒细胞刺激因子升白细胞、补充血小板治疗，血气示乳酸上升，电解质紊乱，当日予急诊置入VA-ECMO（左股动脉17F；左股静脉21F）辅助支持。ECMO转速3480R/min，流量3940ml/min，血管活性药：去甲肾上腺素0.14μg/（kg·min）、肾上腺素0.06μg/（kg·min）、异丙肾上腺素0.03μg/（kg·min）维持循环。ECMO上机当日因置入胃管损伤鼻咽部黏膜导致出血，予纱布填塞止血，加用垂体后叶素，次日重新经口置入胃管后引流出少量血性液，便隐血试验（+），予胃肠减压、抑酸治疗。

ECMO管理：

循环：ECMO转速3480～3766R/min，流量3670～4480ml/min，窦性心率40～95次/分，MAP在50～100mmHg（病例4图1），ECMO支持第2天复查彩超示EF 41%，血管活性药逐渐减量，异丙肾上腺素已停用，去甲肾上腺素逐渐减量至0.04μg/（kg·min）。

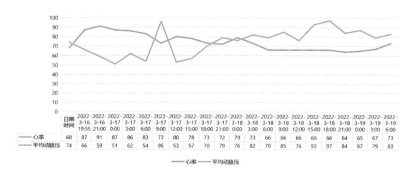

病例4图1　ECMO后心率及平均动脉压

内环境：乳酸峰值7.8，ECMO运转第2天逐渐下降，至撤机时已基本恢复正常水平（病例4图2）。因钾高、电解质紊乱于3月17日15：00开始CRRT。对症支持治疗后钠、钾离子大致恢复正常水平。

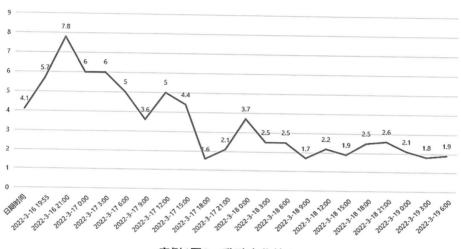

病例4图2 乳酸变化情况

抗凝：肝素用量：70～280U/h，全血凝固时间181～238秒，活化部分凝血活酶时间45～74秒，血浆抗凝血酶Ⅲ活性测定30%～47%，D-二聚体定量由18.05mg/L降至8.74mg/L。

肝肾功能：肌酐峰值179μmol/L，至撤机降至147μmol/L，尿素氮峰值9.1mmol/L，至撤机降至3.89mmol/L（正常水平），肝酶及胆红素指标也均由异常升高水平呈现不同程度的下降趋势，至撤机时仍在较高水平（谷丙转氨酶1390U/L，谷草转氨酶873U/L，总胆红素55.3μmol/L）。

血液系统：ECMO辅助期间共输注400ml新鲜冰冻血浆、4U红细胞及2治疗量血小板。

患者已确认处于脑死亡状态，经61小时56分钟的ECMO支持治疗，患者各项器官功能指标呈现好转趋势，复查超声提示心肌受累疾患，左心功能减低，肝脏灌注未见明显异常；肝、胆、胰、脾、肾未见明显异常。家属经商议后要求终止治疗，并联系深圳红十字会予行器官捐献，于2022年3月19日

9：30患者送手术室在红十字会及我院协调员见证下行器官获取，于2022年3月19日9：45宣布临床死亡，供体肝、肾、角膜均用于移植（备注：术后随访表明供体肝移植至受体后功能基本恢复正常）。

三、病例讨论

器官移植是治疗终末期器官功能衰竭的重要方法，而器官短缺是目前国内医疗环境面临的主要问题，最大限度地利用及保护供者的器官无疑是非常重要的。通常来说器官缺血是循环系统死亡供体和某些脑死亡供体（DBD）患者器官质量下降的最重要的决定因素。这类患者尽管进行了重症监护，但血流动力学不稳定或器官组织低灌注仍可能损害原本打算捐赠的器官，导致移植结果不佳。在这种情况下，使用体外膜肺氧合（ECMO）可以有效而迅速地改善低氧血症和低灌注，从而改善供体状态，为实质性器官的功能保护提供了根本的技术保障，是实现成功移植的非常有效的方法。

在中国，公民死后捐赠已成为器官移植中唯一的器官来源。由于供者血流动力学不稳定，更容易发生循环衰竭，因此他们经常需要使用大剂量的血管活性药物来维持循环。然而，使用这些药物可能会损害肝肾功能，有研究表明约97.1%的DBD供者需要静脉注射血管升压剂，其中20.3%容易发生肾衰竭[1]。循环死亡后供者的器官特别容易受到热缺血损伤的影响。体外膜氧合（ECMO）区域灌流（RP）是治疗缺血/再灌注损伤的一种有效方法，有研究提出在这种情况下使用体外膜氧合（ECMO）可能会在心肺衰竭期间支持患者的循环和呼吸功能[2-4]。从而提高捐献成功率和维持器官功能。

ECMO可以为DBD供者提供呼吸和循环支持，从而避免血管活性药物对肝肾功能的损害，有研究证明ECMO干预后循环不稳定的DBD器官质量得到改善。根据成人呼吸和循环衰竭的ECMO适应证[5, 6]，在对脑死亡供体维护过程中我们遵循应用ECMO的适应证为：①心搏骤停、心肺复苏史（心脏按压20分钟以上）；②平均动脉压：成人<60～70mmHg；儿童<50～60mmHg；婴幼儿<40～50mmHg；③心脏指数<2L/（min·m²）（>3小时）；④在血容量正常情况下应用大量血管活性药：多巴胺>20μg/（kg·min）；（去甲）肾上腺素1.0μg/（kg·h）；⑤血生化：急性肝肾功能中、重度损害；⑥少尿：尿量<0.5ml/（kg·h）；⑦其他：心电图ST-T改变明显或难以纠正的代谢性酸中毒（>3小时）[7]。ECMO有不同的支持模式。VA-ECMO模式不仅适用于循环衰竭的DBD供者，可维持患者血流动力学稳定，也适用于呼吸衰竭的DBD。通过提供额外的血液氧合，它有助于防止循环衰竭或意外心搏骤停的进一步发展[8]。

　　ECMO技术是提高供体移植质量和扩大供体来源的一种新兴技术。脑死亡供者在ECMO支持下进行器官移植的结局在国内还没有得到广泛的研究，而在国外以往的报道中，应用ECMO对器官捐献者进行维护比较常见[9-12]。在器官捐献协调和器官恢复期间，ECMO保持了供体的稳定性，为器官功能评估提供了机会，为移植的配型和其他准备工作提供了更充足的时间[13，14]。随着对供体管理和器官保存的重视，ECMO很可能在减少器官丢弃、改善器官质量和改善移植后的预后方面发挥重要作用。

（颜　倩　李惠君）

参考文献

[1]Salim A, Martin M, Brown C, et al.Complications of brain death: frequency and impact on organ retrieval[J].Am Surg, 2006, 72(5): 377-381.

[2]Giraud R, Siegenthaler N, Tassaux D, et al.When the heart and/or the lung fails: the ECMO[J].Rev Med Suisse, 2011, 7(321): 2444-2451.

[3]Puslecki M, Ligowski M, Dabrowski M, et al.The role of simulation to support donation after circulatory death with extracorporeal membrane oxygenation(DCD-ECMO)[J].Perfusion, 2017, 32(8): 624-630.

[4]Lazzeri C, Bonizzoli M, Valente S, et al.The role of extracorporeal membrane oxygenation in donation after circulatory death[J].Minerva Anestesiol, 2014, 80(11): 1217-1227.

[5]Fan X, Chen Z, Nasralla D, et al.The organ preservation and enhancement of donation success ratio effect of extracorporeal membrane oxygenation in circulatory unstable brain death donor[J].Clin Transplant, 2016, 30(10): 1306–1313.

[6]Extracorporeal Life Support Organization(ELSO).Guidelines for Adult Respiratory Failure.Available athttp: //www.elso.org/.

[7]Seczynska B, Krolikowski W, Nowak I, et al.Continuous renal replacement therapy during extracorporeal membrane oxygenation in patients treated in medical intensive care unit: technical considerations[J].Ther Apher Dial, 2014, 18(6): 523–534.

[8]Migliaccio ML, Zagli G, Cianchi G, et al.Extracorporeal membrane oxygenation in brain–death organ and tissues donors: a single–centre experience[J].Br J Anaesth, 2013, 111(4): 673–674.

[9]Assalino M, Majno P, Toso C, et al.In situ liver splitting under extracorporeal membrane oxygenation in brain–dead donor[J].Am J Transplant, 2018, 18(1): 258–261.

[10]Sun XY, Dong JH, Qin KE, et al.Single–center study on transplantation of livers donated after cardiac death: A report of 6 cases[J].Exp Ther Med, 2016, 11(3): 988–992.

[11]Molina M, Guerrero–Ramos F, Fernandez–Ruiz M, et al.Kidney transplant from uncontrolled donation after circulatory death donors maintained by nECMO has long–term outcomes comparable to standard criteria donation after brain death[J]. Am J Transplant, 2019, 19(2): 434–447.

[12]Isnardi DI, Olivero F, Lerda R, et al.Extracorporeal membrane oxygenation as a bridge to organ donation: a case report[J].Transplant Proc, 2013, 45(7): 2619–2620.

[13]Choi MC, Min EK, Yim SH, et al.Successful Recovery After Veno–Arterio–Venous Extracorporeal Membrane Oxygenation Immediately Before Liver Transplantation in Multi–Organ Failure Including Acute Respiratory Distress

Syndrome: A Case Report[J].Transplant Proc, 2023, 55(3): 684–686.

[14]Yoshiyasu N, Sato M, Anraku M, et al.Lung transplant after long–term veno–venous extracorporeal membrane oxygenation: a case report[J].J Cardiothorac Surg, 2021, 16(1): 246.

ECMO在暴发性心肌炎中的应用

例一：

一、病历摘要

患者女性，17岁，身高158cm，体重46kg，BMI 18.4。主因"头晕2天，黑矇、胸闷1天"于2022年8月18日00：46入院。

现病史： 患者入院前1周出现"腹痛"，共解稀便3次，自服药物后好转。2022年8月15日出现头晕，无耳鸣、眩晕，无肢体活动障碍、晕厥，2022年8月16日出现活动时黑矇、胸闷，当时不伴发热、头晕、头痛等不适，于2022年8月17日至外院就诊，心电监测见反复室性心动过速发作（病例5图1），肌钙蛋白、心肌酶明显升高（具体不详），考虑"重症心肌炎"，遂转至我院，急诊床旁心脏超声提示三尖瓣轻度反流，左室整体收缩功能下降，左室壁运动欠协调，估测LVEF约34%。心肌酶明显上升，急诊肌钙蛋白T 4.753ng/ml↑，肌钙蛋白I 49.540ng/ml↑；肌酸激酶1306U/L，肌酸激酶同工酶75.71ng/ml↑。反复发作室性心动过速、心室颤动，大剂量血管活性药物支持下循环不稳定，内环境紊乱，乳酸上升，遂急诊收入院。起病以来，患者精神差，大便次数多，小便正常，体重无明显改变。

既往史及个人史： 平素体健，无特殊。

入院查体： 体温36.9℃，脉搏145次/分，呼吸20次/分，血压98/75mmHg［去甲肾上腺素0.4μg/（kg·min）静脉泵入］。神志清楚，颈静脉无充盈。双肺呼吸音清，可闻及湿啰音。心前区无隆起，未见异常搏动，触诊心尖冲动正常，无震颤，无心包摩擦感，叩诊心浊音界正常，听诊心率145次/分，心律规则，心音正常，无额外心音及心脏杂音，无心包摩擦音。腹软，无压痛、反跳痛，无肠鸣音正常。双下肢不肿，皮肤湿冷，四肢末梢皮温偏低。

入院诊断：

暴发性心肌炎

心源性休克

心律失常：室性心动过速

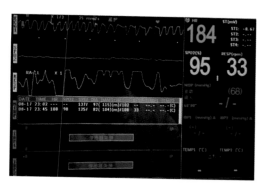

病例5图1　外院心电监护

入院后辅助检查：

1. 抽血化验

动脉血气分析：酸碱度7.38，氧分压105mmHg，二氧化碳分压20mmHg，乳酸5mmol/L，碱剩余–13.30mmol/L，实际碳酸氢根11.8mmol/L，标准碳酸氢根16.1mmol/L，钠132mmol/L，钾3.9mmol/L。

血常规：白细胞计数8.52×10^9/L，中性粒细胞百分比74%↑，血红蛋白121g/L↓，血小板计数234×10^9/L。

电解质：钾3.97mmol/L，钠136mmol/L，氯100.9mmol/L，钙2.13mmol/L。

肝肾功能：肌酐85μmol/L，谷丙转氨酶27U/L↑，谷草转氨酶134U/L↑，γ谷氨酰转肽酶48U/L，余项目正常。

肌酸激酶1306U/L↑，肌酸激酶同工酶75.71U/L↑，乳酸脱氢酶509U/L↑。

高敏肌钙蛋白I 4.753ng/ml↑，高敏肌钙蛋白T 49.54ng/ml↑。

N末端B型钠尿肽前体6611pg/ml↑。

血糖、血脂、凝血功能、甲状腺功能、传染病四项等结果正常。

2．心电图　心房颤动，极度心动过速，室性期前收缩二连发，完全性右束支传导阻滞（病例5图2）。

3．床旁心脏彩超　患者心率波动在150～220bpm，三尖瓣轻度反流，左室整体收缩功能下降，EF 34%。

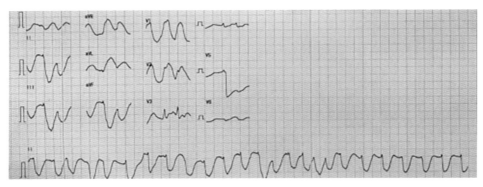

病例5图2　入院后心电图

二、诊疗经过

入院后患者头晕、胸闷，嗜睡状态，大剂量血管活性药物（去甲肾上腺素＋多巴胺）静脉泵入，血压波动在70～85/50～60mmHg，立即送导管室，行IABP植入术，继续予多巴胺＋去甲肾上腺素持续泵入升压，患者仍反复发作室性心动过速，多次电除颤后未能维持窦性心律，先后予利多卡因、胺碘酮等持续泵入，效果不佳，遂征得患者家属同意行VA-ECMO（清醒状态，右侧股动脉15F插管；左侧股静脉19F插管）循环支持治疗。支持后患者血压上升，氧合改善，但仍反复出现室性心动过速、心室颤动，予电除颤两次，但有ECMO的支持，患者循环稳定，内环境改善。ECMO支持期间持续泵入肝素100～700U/h，维持全血凝固时间160～222秒，活化部分凝血活酶时间波动于60～86.7秒。其他予激素、人免疫球蛋白冲击治疗，抗感染，间断输血，护肝，加强抑酸护胃、肠道菌群调节、维持电解质、酸碱平衡等治疗，动态复查相关指标。高通量病原学测序结果回报未见有临床意义的病原体。

巨细胞病毒IgG抗体（＋）、单纯疱疹病毒Ⅰ型IgG抗体（＋）、甲型肝炎病毒IgG抗体（＋），余自身免疫抗体、病毒抗体等未见异常。ECMO运行29小时后患者心律恢复窦性心律，治疗上激素、免疫球蛋白等逐渐减停，停用胺碘酮，加用新活素（冻干重组人脑利钠肽）、左西孟旦等治疗。ECMO辅助支持后患者乳酸逐渐下降（病例5图3），心肌酶逐渐下降（病例5图4），心功能逐渐恢复（病例5图5），逐渐减少血管活性药物，未出现ECMO相关并发症。逐渐减小ECMO流量，患者循环稳定，无明显不适，超声评估心功能恢复可（EF 49%），运行5天后予撤除ECMO。撤除后患者生命体征平稳。撤除后逐渐减停血管活性药物，循环平稳。撤除后查心脏平扫＋增强MRI示：心肌首过灌注未见明显异常，延迟扫描左室前壁各段及毗邻前间壁见外膜侧为主条片状轻中度强化，左室下侧壁远段及毗邻心尖壁可疑外膜侧短条状异常强化。心肌受累疾患，符合急性心肌炎改变。撤除ECMO术后5天复查心脏彩超评估EF 58%，心肌酶明显下降，撤除ECMO术后10天复查心脏彩超评估EF 62%。撤除ECMO 15天后患者无胸闷、胸痛，无头晕、头痛，无气促、心悸等不适，完全康复出院。

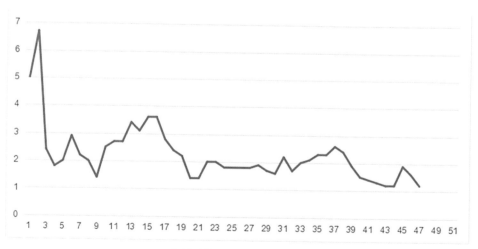

病例5图3　乳酸变化趋势

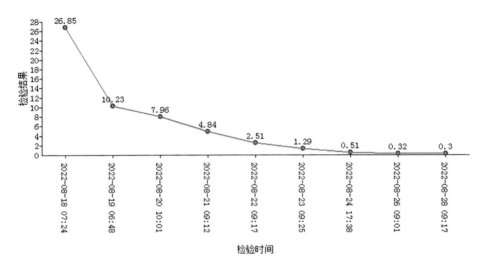

病例5图4　心肌酶变化趋势

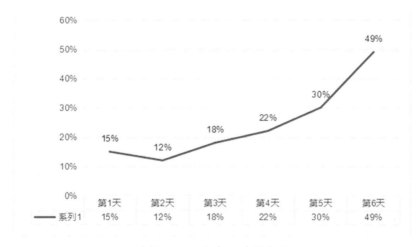

病例5图5　患者心功能变化

出院诊断:

暴发性心肌炎

心源性休克

心律失常

室性心动过速

肺部感染

肝功能检查异常

皮疹

随访： 出院后2个月余门诊随访患者，患者无明显不适，正常生活学习。心脏彩超提示心脏结构、功能及血流未见异常，EF 65%。

三、病例讨论

心肌炎指由各种原因引起的心肌炎性损伤所导致的心脏功能受损，包括收缩、舒张功能减低和心律失常。其中感染是最主要的致病原因，病原体以病毒最为常见。病毒性心肌炎的临床表现差异很大，轻者可完全无症状，但重者可出现威胁生命的心源性休克、恶性心律失常等，可以分为暴发性心肌炎和非暴发性心肌炎。暴发性心肌炎以突发的、严重的心肌局限或弥漫性炎症损伤为特征，起病快、进展迅速，其诊断并不困难，我国专家共识指出[1]，当出现发病突然，有明显病毒感染前驱症状，继而迅速出现严重的血流动力学障碍，实验室检查提示心肌严重受损、弥漫性室壁运动减弱时，即可诊断为暴发性心肌炎。但需要注意的是，暴发性心肌炎是一个临床诊断，并非组织学或病理性诊断，需要排除冠心病心肌梗死、重症肺炎、脓毒血症性心肌炎、应激性心肌病、普通病毒性心肌炎以及其他非病毒性心肌炎等。本病例是典型的暴发性心肌炎的诊治病例。

暴发性心肌炎的临床表现差异很大，从轻度的胸痛、心悸、短暂心电图改变到威胁生命的心源性休克、恶性心律失常等。暴发性心肌炎是心肌炎最为严重的一种临床类型，以起病急骤、进展迅速为特点，很快出现严重心力衰竭、循环衰竭（低血压或心源性休克）以及各种恶性心律失常，并可伴有呼吸衰竭和肝、肾衰竭，通常需要使用血管活性药物、正性肌力药物来维持基本循环，或者需要机械循环和呼吸辅助治疗。主要症状包括：①病毒感染前驱症状：发热、乏力、鼻塞、流涕、咽痛、咳嗽、腹泻等为首发症状，症状可持续3~5天或更长；②心肌受损表现：感染前驱症状后的数日或1~3周，出现气短、呼吸困难、胸闷或胸痛、食欲明显下降等症状；③血流动力学障碍：急性左心衰竭或心源性休克，出现肺循环瘀血或休克表现，如严重的呼吸困难、端坐呼吸。少数发生晕厥或猝死；④其他组织器官受累表现：包括肝功能异常、肾功能损伤、凝血异常（出血、弥散性血管内凝血）以及呼吸系统受累等。临床上疑诊暴发性心肌炎时，需行实验室检查、心电图、胸部X线和CT、超声心动图、冠状动脉造影、有创血流动力学监测、心脏MRI、病原学检测等进一步明确诊断，具体见病例5表1。

病例5表1　临床疑诊心肌炎或暴发性心肌炎行辅助检查的建议

辅助检查	建议
实验室检查	所有疑诊患者均须检测心肌损伤标志物浓度和血常规并动态监测，是评价心脏受损和受损程度及治疗转归的重要标志
	所有疑诊患者均须检测 B 型利钠肽或 N 末端 B 型利钠肽原水平并动态监测，是心脏受损和评价受损程度及治疗转归的重要标志
	推荐行动脉血气分析、血乳酸水平、电解质和肝肾功能检测，检查红细胞沉降率，C 反应蛋白等炎症标志物
	在有条件的医院可以检测心肌自身抗体
心电图	所有疑诊患者均须行常规 12 或 18 导联心电图检查并动态监测
胸部 X 线和 CT	所有疑诊患者均须行胸部 X 线检查，血流动力学不稳定或不宜搬动患者行床边胸片，稳定者行胸部 CT 检查
	有阳性发现或危重患者应动态监测
超声心动图	所有疑诊患者均须行超声心动图检查和随访
	应动态监测，早期可 1 天多次床边复查，对于观察心脏功能变化、病情进展和预后判断有重要帮助
冠状动脉造影	对临床疑似心肌炎但心电图有缺血或梗死改变或年龄较大需排除急性心肌梗死的患者应立即行冠状动脉造影以明确诊断
血流动力学监测	经初步药物治疗血流动力学仍不稳定者应行脉波指数连续心搏量监测（PICCO）或有创监测，对于观察病情和判断疗效有重要意义
心脏磁共振成像	疑诊患者在血流动力学稳定等条件许可时检查
	提供无创检查诊断依据，有代替心肌活检可能
经皮心内膜心肌活检	对临床疑似心肌炎的患者需考虑行心肌活检
	心肌活检目前仍是心肌炎诊断的金标准
	考虑巨细胞心肌炎等特殊类型时应行心肌活检以指导治疗

续表

辅助检查	建议
病原学检查	病毒血清学检查有助于早期诊断
	有条件时可行病毒基因检测，有助于明确病原体

值得注意的是，暴发性心肌炎早期病死率极高，但一旦度过急性危险期，长期预后良好，长期生存率与普通人群几乎没有差异[1]。当前的共识和指南推荐应尽早给予生命支持治疗[2,3]，生命支持治疗是重症心肌炎治疗的重中之重，包括循环支持、呼吸支持和肾脏替代3个方面。主动脉内球囊反搏（IABP）、心室辅助装置（VAD）和ECMO是最常用的机械循环辅助技术（mechanical circulatory support）。IABP可以减少心脏做功，减轻后负荷，减轻肺水肿，增加各器官的灌注。VAD与ECMO一样，能主动增加心输出量。虽然相对于ECMO来说，VAD可以支持更长时间，但是VAD置入需要侵入性手术操作，无法进行床旁置入，对VAD的广泛开展有一定影响，并且使用VAD支持患者的生存率仅在40%～50%[4]。ECMO主要有两种工作模式：V-V（静脉-静脉）和V-A（静脉-动脉）ECMO，前者适用于仅需要呼吸支持的患者，后者能够同时提供呼吸和循环支持。VA-ECMO通过引出静脉血达到降低左右心室前负荷的作用，同时体外气体交换后将血液回输体内弥补心输出量的减少。ECMO支持的患者生存率一般在57%～80%[5]。

在ECMO支持下，暴发性心肌炎患者的生存率较高，但越来越多的学者认识到，ECMO回输血流是逆向注入降主动脉，而心脏自身泵出血流为前向血流，如果两者不相匹配，逆向血流会增加心脏后负荷，室壁应力上升，左室扩张，心肌氧耗增加，影响心脏功能恢复[6]。在血流动力学效应上，IABP能够减少心脏后负荷，提供更高的舒张压有利于冠脉的灌注，两者联合使用，能够降低外周血管阻力、室壁应力，改善左室扩张[7,8]，在患者循环稳定、心功能恢复到一定水平，由IABP单独继续辅助。这样既可以减少长时间ECMO运行带来的并发症，又可以避免在ECMO撤离后患者出现循环及心功能的波动，最终达到改善预后的效果[9]。不过，需要注意的是，在VA-ECMO期间联合IABP使用，需要关注出血、血栓风险及下肢缺血情况，避免并发症的发生[10]。因此对于暴发性心肌炎的治疗，应高度重视，采用各种可能手段，尽力挽救患者生命。根据专家经验，需按照"以生命支持为依托的综合救治方案"进行救治[2]。临床上除了应尽早采取生命支持治疗外，还应包括一般治疗（严格卧床休息、营养支持等）和普通药物治疗（营养心肌、减轻心脏负荷、保护胃黏膜等）外，还有包括抗感染、抗病毒、糖皮质激素、丙种球蛋白、血浆和血液净化，必要时可行心脏移植。

总之，暴发性心肌炎其血流动力学不稳定，药物难以维持而且效果不佳，相比于其他危重病，机械辅助生命支持治疗对于协助患者度过急性期具有极其重要的意义。临床医师应予以高度重视，尽早识别和预判，尽早实施全方位救治。最后将诊断和救治归纳为一流程图（病例5图6）以利于临床救治[2]。

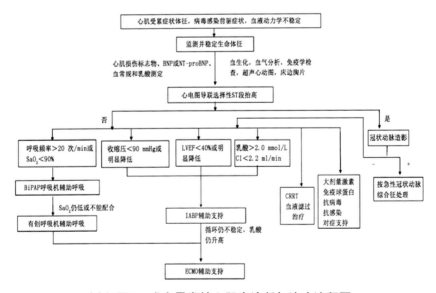

病例5图6 成人暴发性心肌炎诊断与治疗流程图

BNP：B型利钠肽，NT-proBNP：N末端B型利钠肽原，SaO_2：血氧饱和度，LVEF：左心室射血分数，C：心脏指数，BiPAP：双水平气道内正压，IABP：主动脉内气囊反搏，CRRT：连续肾脏替代治疗，ECMO：体外膜肺氧合；1mmHg = 0.133kPa。

（刘 淦 姜福清）

参考文献

[1]McCarthy RE, Boehmer JP, Hruban RH, et al.long-term outcomes of fulminant myocarditis as compared with acute myocarditis[J].N Engl Med, 2000, 342(10): 690-695.

[2]中华医学会心血管病学分会精准医学学组, 中华心血管病杂志编辑委员会与成人暴发性心肌炎工作组.成人暴发性心肌炎诊断与治疗中国专家共识[J].中华心血管病杂志, 2017.45(9): 742-752.

[3]Kociol RD, Cooper LT, Fang JC, et al.Recognition and Initial Management of Fulminant Myocarditis: A Scientific Statement From the American Heart Association[J].Circulation, 2020, 141(6): e69-e92.

[4]Matsumoto M, Asaumi Y, Nakamura Y, et al.Clinical determinants of successful weaning from extracorporeal membrane oxygenation in patients with fulminant myocarditis[J].ESC Heart Fail, 2018, 5(4): 675-684.

[5]Venkataraman S, Bhardwaj A, Belford PM, et al.Veno-Arterial Extracorporeal Membrane Oxygenation in Patients with Fulminant Myocarditis: A Review of Contemporary Literature[J].Medicina(Kaunas), 2022, 58(2): 215.

[6]Donker DW, Brodie D, Henriques JPS, et al.Left ventricular unloading during veno-arterial ECMO: a review of percutaneous and surgical unloading interventions[J].Perfusion, 2019, 34(2): 98-105.

[7]Brechot N, Demondion P, Santi F, et al.Intra-aortic balloon pump protects against hydrostatic pulmonary oedema during peripheral veno arterial-extracorporeal membrane oxygenation[J].Eur Heart J Acute Cardiovasc Care, 2017, 7(1): 62-69.

[8]Ma P, Zhang Z, Song T, et al.Combining ECMO with IABP for the treatment of critically ill adult heart failure patients[J].Heart Lung Circ, 2014, 23(4): 363-368.

[9]Aso S, Matsui H, Fushimi K, et al.The effect of intra aortic balloon pumping under venoarterial extracorporeal membrane oxygenation on mortality of cardiogenic

patients: an analysis using a nationwide inpatient database[J].Crit Care Med, 2016, 44(11): 1974–1979.

[10]Petroni T, Harrois A, Amour J, et al.Intra–aortic balloon pump effects on macrocirculation and microcirculation in cardiogenic shock patients supported by venoarterial extracorporeal membrane oxygenation[J].Crit Care Med, 2014, 42(9): 2075–2082.

例二：

一、病历摘要

患者女性，31岁，身高150cm，体重47.5kg，BMI 21.11。主因"头晕乏力1周，咳嗽5天"于2019年7月4日19：50入院。

现病史： 患者自述1周前无明显诱因出现头晕、乏力，偶有气促，无明显发热、咳嗽、咳痰、头痛、胸闷、胸痛、心悸、黑曚等不适，患者曾自行购买药物服用（具体不详），症状改善不明显。5天前开始出现咳嗽，偶有咳少量白痰，不伴发热、胸痛等不适，自行购买"枇杷膏"服用，咳嗽症状改善不明显。昨日患者至深圳某医院就诊，查白细胞计数、N末端B型钠尿肽前体等明显升高，心脏超声提示左心房扩大，二尖瓣中度反流，三尖瓣中度反流，LVEF 29%。CT提示间质性肺水肿、心影增大、少量心包积液，建议转上级医院继续诊治，遂今日转至我院并急诊收入我科。患者起病以来，精神差，食欲一般，二便正常，体重无明显改变。

既往史及个人史： 曾有"妊娠高血压"病史，具体不详。

入院查体： 体温36.8℃，脉搏128次/分，呼吸20次/分，血压96/82mmHg。神志清楚，精神差，颈静脉无充盈。双肺呼吸音清，未闻及干湿啰音。心前区无隆起，未见异常搏动，触诊心尖冲动正常，无震颤，无心包摩擦感，叩诊心浊音界正常，听诊心率128次/分，心律规则，心音正常，无额外心音及心脏杂音，无心包摩擦音。腹软，无压痛、反跳痛，肠鸣音正常。双下肢不肿，四肢末梢湿冷。

入院诊断：

急性心肌炎

心功能 III 级（NYHA分级）

肺部感染

　胸腔积液

入院后辅助检查：

1. 抽血化验

动脉血气分析：酸碱度7.51↑，氧分压103mmHg，二氧化碳分压24mmHg↓，乳酸3.2mmol/L↑，碱剩余-2.2mmol/L，实际碳酸氢根19.2mmol/L↓，标准碳酸氢根23.2mmol/L，钠136mmol/L，钾3.5mmol/L。

血常规：白细胞计数20.11×10^9/L↑，中性粒细胞百分比90.9%↑，血红蛋白138g/L，血小板计数451×10^9/L↑。

电解质：钾4.09mmol/L，钠136mmol/L，氯99.3mmol/L，钙2.25mmol/L。

生化：肌酐67μmol/L，尿酸496μmol/L↑，谷丙转氨酶178U/L↑，谷草转氨酶149U/L↑，γ谷氨酰转肽酶120U/L↑，总胆汁酸21μmol/L↑，余项目正常。

肌酸激酶79U/L，肌酸激酶同工酶20U/L，乳酸脱氢酶355U/L↑。

高敏肌钙蛋白I 0.039ng/ml↑，高敏肌钙蛋白T 0.031ng/ml↑。

N末端B型钠尿肽前体18 150pg/ml↑。C反应蛋白12mg/L↑。白介素6 11.05pg/ml↑。D-二聚体1.19mg/L↑。

病原学：柯萨奇病毒抗体未见异常。

降钙素原、血沉、凝血功能、甲状腺功能、传染病四项等结果未见明显异常。

2. 心电图　提示窦性心动过速，肢体导联低电压（病例5图7）。

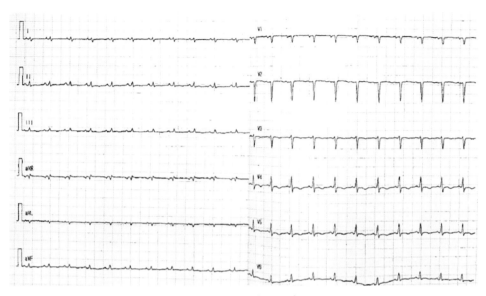

病例5图7　入院后心电图

3. 胸片　提示心影明显增大（病例5图8）。

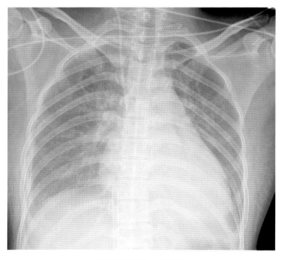

病例5图8　胸片

4. 床旁心脏超声　提示左室舒张末径48mm，左室壁运动普遍减弱，LVEF 29%～30%，二尖瓣、三尖瓣中度反流，左室整体收缩功能减低，心包积液（少量），左室后壁液深4mm，左室侧壁液深5mm，估测肺动脉收缩压35mmHg（2019年7月4日）。

5. 胸腔B超　提示双侧胸腔积液，左侧液深46mm，右侧液深39mm。

二、诊疗经过

入院后患者精神差，头晕、乏力改善不明显，汗出、四肢末梢发冷，未用血管活性药物情况下，心电监护提示血压92～96/71～82mmHg，心率121～128次/分，末梢氧饱和度98%，结合病史及相关化验检查，初步诊断考虑急性心肌炎，存在心源性休克前期，不排除病情进一步加重，出现心源性休克、心跳呼吸骤停、恶性心律失常等情况，于2019年7月4日22：35转入ICU进一步治疗。转入ICU后，心电监护提示血压78/54mmHg，心率129次/分，末梢氧饱和度90%，出现血流动力学恶化，考虑心源性休克，予加用多巴胺静脉泵入强心［3～15μg/（kg·min）］，并舒普深（注射用头孢哌酮钠舒巴坦钠）抗感染、利巴韦林＋奥司他韦抗病毒、激素抗炎、丙种球蛋白调节免疫、改善心肌代谢、鼻导管高流量湿化辅助呼吸、对症支持等治疗，但循环仍有波动，血管活性药物剂量偏大，经心内科、心外科及体外循环科团队讨论，患者目前存在IABP、ECMO等机械辅助指针。于2019年7月5日0：00局部麻醉行股动静脉置管VA-ECMO辅助，转速、流量指标满意，多巴胺泵入逐渐减量至4～6μg/（kg·min），血压92/79mmHg，心率下降至85bpm，静脉压由17mmHg下降至3～6mmHg，末梢氧饱和度100%。ECMO辅助期间，肝素泵入抗凝，维持全血凝固时间180～200秒，活化部分凝血活酶时间60～80秒，评估出凝血风险，动态监测心电图、心肌标志物变化，复查心脏彩超评估心功能，高流量湿化辅助呼吸，小剂量多巴胺强心、利尿负平衡减轻心脏前负荷，继续抗炎、调节免疫、利巴韦林＋奥司他韦抗病毒、舒普深＋万古霉素抗感染、营养心肌等治疗。2019年7月8日患者右下肢ECMO穿刺处见渗血明显，常规消毒铺巾后，利多卡因局部浸润麻醉，角针在两处穿刺处各缝合一针，渗血明显改善。复查N末端B型钠尿肽前体较前下降（病例5图9），肌钙蛋白下降至接近正常范围，心脏超声提示心功能较前好转，LVEF上升至44%，2019年7月9日逐渐下调ECMO参数，小剂量多巴胺静脉泵入情况下，患者循环相对稳定，2019年7月9日9：30顺利撤除ECMO。先后停用万古霉素、利巴韦林，继续舒普深抗感染、奥司他韦抗病毒、改善心肌代谢、调整容量状态、对症支持等治疗，于2019年7月11日转出ICU。复查心肌标志物逐渐降至正常范围，N末端B型钠尿肽前体下降至1091pg/ml，心脏超声提示LVEF 54%，患者一般情况可，未诉明显不适，于2019年7月27日出院。

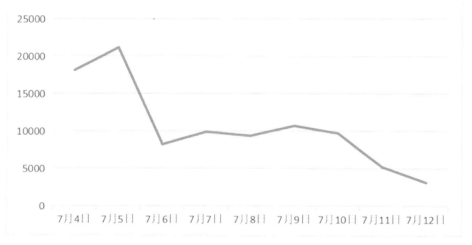

病例5图9　N末端B型钠尿肽前体趋势图（pg/ml）

出院后门诊随诊，于2019年8月2日MRI心脏平扫＋增强检查提示：左房室不大，左房前后径20mm，左室舒张末最大横径46mm；左室各段壁厚大致正常或低限（室间隔5～7mm，侧壁3～5mm，下壁4～6mm），左室侧壁肌小梁增多；右心不大，右室壁无明显脂肪浸润；左室整体收缩功能稍减弱，延迟强化左室下侧壁中段心外膜侧见片絮状较高信号；左心功能：左室EF值47%，CO 3.0L/min，EDV 109.4ml，EDVi 82.7ml/m^2。诊断意见提示：左室下侧壁中段心外膜侧强化，考虑心肌炎性病变，左心功能稍减低，请结合临床，必要时复查。

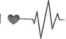

出院诊断：

暴发性心肌炎

　　急性心力衰竭

肺部感染

　　胸腔积液

肝功能不全

三、病例讨论

　　心肌炎指由各种原因引起的心肌炎性损伤所导致的心脏功能受损，包括收缩、舒张功能减低和心律失常[1-3]。病因包括各种病原体感染、自身免疫性疾病和毒素/药物毒性3类，其中感染是最主要的致病原因，病原体以病毒最为常见[4]。心肌炎临床表现个体差异较大，轻者可无自觉症状，或者出现轻度的胸痛、心悸、胸闷等不适，重者可出现严重心律失常、心源性休克、甚至猝死，50%以上的患者在发病前1～3周有上呼吸道或消化道病毒感染的前驱症状[5]。暴发性心肌炎是心肌炎最为严重和特殊的类型，其起病急骤，临床病情进展快，可迅速导致心脏泵功能衰竭、循环衰竭和恶性心律失常，并可伴有呼吸衰竭和肝肾衰竭等，病死率较高。心内膜活检是诊断的金标准，但是暴发性心肌炎更多是一个临床诊断而非组织学或病理学诊断，诊断需要结合临床表现、实验室及影像学检查综合分析。当出现发病突然，有上呼吸道或胃肠道病毒感染前驱症状，继而迅速出现严重的血流动力学障碍，实验室检测提示心肌标志物显著升高，超声心动图可见弥漫性室壁运动减弱，排除其他心脏疾病，应考虑诊断暴发性心肌炎[1, 6]。

　　此例患者青年女性，以头晕、乏力、咳嗽、咳少量白痰为前驱症状，上述症状持续5～7天，临床症状不典型，易被该患者忽视，自行购买药物治疗，直至临床症状缓解不明显，遂去医院就诊。该患者就诊期间病情迅速进展，入院前一天加上入院当天，不到两天的时间，表现为头晕、乏力症状加重，出现神志改变、末梢湿冷等组织低灌注表现，血流动力学进一步恶化，进展至心源性休克。临床诊断暴发性心肌炎明确，依据如下：患者青年女性，存在呼吸道感染前驱症状，迅速出现严重的血流动力学障碍，辅助检查提示：肌钙蛋白、N末端B型钠尿肽前体等心肌标志物显著升高，心电图提示窦性心动过速、肢体导联低电压，超声提示左室壁运动普遍减弱LVEF 29%～30%，存在心脏泵功能衰竭，经过对症支持治疗后，心脏泵功能一周后恢复正常。鉴别诊断：①扩张性心肌病：患者青年女性，出现心力衰竭临床症状，心脏超声提示左室整体收缩功能减低，需考虑扩张性心肌病，感染诱发心力衰竭加重，但是患者急性起病，经过治疗短时间内心功能恢复正常，无相关疾病家族史，考虑扩张性心肌病可能性较小；②急性大面积心肌梗死：患者出现心功能不全，肌钙蛋白、N末端B型钠尿肽前体等心肌标志物升高，需考虑急性大面积心肌梗死，但是患者无长期高血压、高脂血症、糖尿病等冠心病高危因素，超声未见节段性室壁运动异常，心电图未见典型缺血样ST-T改变，考虑急性大面积心肌梗死可能性较小；③脓毒血症性心肌炎：患者存在呼吸道感染症状，血常规提示白细胞计数显著升高，同时出现心力衰竭，需考虑脓毒症性心肌炎，但是患者无发热，存在应用激素史从而影响白细胞计数，降钙素原、血沉等炎症指标未见异常，胸片未见斑片状渗出影，考虑脓毒血症性心肌炎可能性较小。

暴发性心肌炎起病急骤，临床进展迅速，早期病死率较高，但是患者一旦度过危险期，长期预后较好。针对暴发性心肌炎的治疗，成人暴发性心肌炎诊断与治疗中国专家共识提出"以生命支持为依托的综合就诊方案"，包括严密监护、积极的一般对症及支持治疗、抗病毒治疗、免疫调节治疗、生命支持治疗、休克和急性左心衰竭的药物治疗及心律失常的治疗[1]。暴发性心肌炎患者心肌受到弥漫严重损伤，心脏泵功能衰竭，难以维持全身血液和氧的供应，通过生命支持治疗使心脏得到休息，为心脏功能的恢复赢得时间，生命支持治疗是暴发性心肌炎各项治疗措施的中心环节。生命支持治疗包括循环支持，循环支持包括主动脉内球囊反搏（IABP）、体外膜肺氧合（ECMO）等，以及呼吸支持、肾脏替代治疗等。对于血流动力学不稳定的暴发性心肌炎患者，在使用血管活性药物或者合并使用IABP，仍然不能改善循环时应立即启动ECMO治疗，能够降低病死率，是改善预后的关键[7-8]。

　　此例患者暴发性心肌炎诊断明确，病情进展迅速，入院后约2.5小时迅速进展至心源性休克，出现末梢湿冷、血乳酸升高等组织低灌注表现，随时存在病情进一步加重，出现恶性心律失常、心跳呼吸骤停、猝死等风险，我院启动"以生命支持为依托的综合就诊方案"。循环支持方面：心脏泵功能衰竭，15μg/（kg·min）多巴胺静脉泵入情况下循环仍有波动，存在机械辅助指征，拟行VA-ECMO辅助心肺功能，决定行局部麻醉股动静脉插管VA-ECMO辅助治疗，从转入ICU决定行VA-ECMO辅助治疗，到顺利实施VA-ECMO辅助治疗时间约1.5小时，患者循环状态改善满意，救治及时有效，此后继续利尿调整容量状态、强心、营养心肌、免疫调节、抗病毒等综合治疗，患者心脏泵血功能逐渐改善，VA-ECMO转机105.5小时后顺利撤除。呼吸支持方面：予右美托咪定静脉泵入适度镇静抗焦虑，鼻导管高流量湿化辅助呼吸，患者呼吸状态尚可，动脉血气分析提示二氧化碳分压不高、氧分压可，且VA-ECMO可同时辅助心肺功能，可暂缓有创呼吸机应用，密切监测呼吸状态，动态复查动脉血气分析。在ECMO运行期间出现了局部出血的并发症，在股动静脉置管处缝合两针后，置管局部出血情况好转，未再出现其他ECMO相关的并发症。此例患者预后良好，出院前复查心脏超声提示心功能正常范围，此后未再因复发心肌炎或者心力衰竭入住我院。

　　暴发性心肌炎病情凶险，临床进展迅速，但是早期临床表现不典型，易混淆诊断或延迟诊断，此类患者预后不佳，死亡风险较高，若提高警惕，及时诊断，及早进行"以生命支持为依托的综合就诊方案"，可挽救大部分患者生命。

（周楚芝　易　鑫）

参考文献

[1]中华医学会心血管病学分会精准医学学组，中华心血管病杂志编辑委员会，

成人暴发性心肌炎工作组. 成人暴发性心肌炎诊断与治疗中国专家共识[J]. 中华心血管病管病杂志, 2017, 45(9): 742−752.

[2]Fung G, Luo H, Qiu Y, et al.Myocarditis[J].Circ Res, 2016, 118(3): 496−514.

[3]Pollack A. Kontorovich AR. Fuster V. et al.Viral myocarditis−diagnosis, treatment options, and current controversies[J].Nat RevCardiol, 2015, 12(11): 670−680.

[4]Hang W, Chen C, Mseubert J, et al. Fulminant myocarditis: a comprehensive review from etiology to treatments and outcomes[J].Signal Transduction and Targeted Therapy, 2020, 5(1): 287.

[5]李为民.心肌炎[A]. 王吉耀.内科学[C].北京: 人民卫生出版社, 2011: 358−360.

[6]Ajay Nair Sharma BS, Jacob Randolph Stultz BS, Nikhil Bellamkonda BS, et al.Fulminant Myocarditis: Epidemiology, Pathogenesis, Diagnosis, Management[J]. The American Journal of Cardiology, 2019, 124(12): 1954−1960.

[7]徐伟仙, 祖凌云. 暴发性心肌炎治疗中体外膜肺氧合的应用及进展[J].中国急救医学, 2021, 41(7): 616−620.

[8]LI S, XU SY, LI CZ, et al. A Life suppurt─based comprehensive treatment regimen dramatically lowers the in─hospital mortality of patients with fulminant myocarditis: a multiple eenter study[J].Science China Life Sciences, 2019, 62(3): 369−380.

例三：

一、病历摘要

患者女性，47岁，身高150cm，体重56kg，BMI 24.89。主因"反复胸闷、发热1周，加重伴气促、黑矇2天"于2019年5月8日22：40入院。

现病史： 患者2019年5月1日受凉后出现发热，体温最高达38.5℃，伴胸闷、间断有头晕、乏力，无鼻塞、流涕、咳嗽、咳痰，无气促、胸痛，夜间可平卧，曾服用中药后胸闷好转，体温可降至正常，但仍有反复。2019年5月7日9：30患者自觉胸闷加重，伴气促、乏力、黑矇，意识淡漠，无口吐白沫、四肢、大小便失禁等，持续约9分钟左右。立即至外院就诊，查心电图提示窦性心律，$V_1 \sim V_3$导联ST段弓背上抬伴T波倒置，肌钙蛋白T 0.21ng/ml↑，急诊冠脉造影提示冠脉未见明显异常。2019年5月8日查心脏超声提示LVEF 75%，心脏结构未见异常，收缩及舒张功能未见异常。肌钙蛋白I 3.31ng/ml↑，N末端B型钠尿肽前体294pg/ml。住院期间出现发热，体温最高达40.1℃，予抗感染、抗病毒、营养心肌等治疗，2019年5月8日19：50患者再次出现胸闷加重，伴气促、乏力、黑朦，测血压70/40mmHg，心率60次/分，予补液、多巴胺维持血压等治疗后转至我院进一步诊治。起病以来，患者精神差，饮食、睡眠、二便正常，体重无明显改变。

既往史及个人史：平素体健，无特殊。

入院查体：体温36.5℃，脉搏105次/分，呼吸20次/分，血压113/69mmHg〔持续多巴胺15μg/（kg·min）静脉泵入〕。神志清楚，颈静脉无充盈。双肺呼吸音清，未闻及干湿啰音。心前区无隆起，未见异常搏动，触诊心尖冲动正常，无震颤，无心包摩擦感，叩诊心浊音界正常，听诊心率105次/分，心律规则，心音正常，无额外心音及心脏杂音，无心包摩擦音。腹软，无压痛、反跳痛，未肠鸣音正常。双下肢不肿，皮肤湿冷，四肢末梢皮温偏低。

入院诊断：

急性心肌炎

心功能Ⅳ级（NYHA分级）

入院后辅助检查：

1. 抽血化验

动脉血气分析：酸碱度7.43，氧分压162mmHg，二氧化碳分压35mmHg，乳酸1mmol/L，碱剩余-0.7mmol/L，实际碳酸氢根23.2mmol/L，标准碳酸氢根24.4mmol/L，钠135mmol/L，钾3.6mmol/L。

血常规：白细胞计数6.03×10^9/L，中性粒细胞百分比86.5%↑，血红蛋白111g/L↓，血小板计数72×10^9/L。

电解质：钾4.07mmol/L，钠138mmol/L，氯103.2mmol/L，钙1.99mmol/L。

肝功能：谷丙转氨酶166U/L↑，谷草转氨酶229U/L↑，γ谷氨酰转肽酶160U/L，余项目正常。

肌酸激酶444U/L↑，肌酸激酶同工酶83U/L↑，乳酸脱氢酶532U/L↑。

高敏肌钙蛋白I 10.25ng/ml↑，高敏肌钙蛋白T 1.37ng/ml↑。

N末端B型钠尿肽前体7693pg/ml↑。超敏C反应蛋白116.9mg/L↑。降钙素原2.17ng/ml↑，白介素6 5.70pg/ml，血沉25mm/h↑。D-二聚体1.98mg/L↑。

病原学：肺支原体抗体、肺衣原体抗体、EB病毒抗原、单纯疱疹病毒Ⅰ＋Ⅱ型抗体、柯萨奇病毒抗体未见明显异常。

血糖、血脂、凝血功能、甲状腺功能、传染病四项等结果正常。

2．心电图　提示窦性心动过速，Ⅲ、aVF导联ST段压低伴T波低平，$V_2 \sim V_5$导联ST段弓背上抬（病例5图10）。

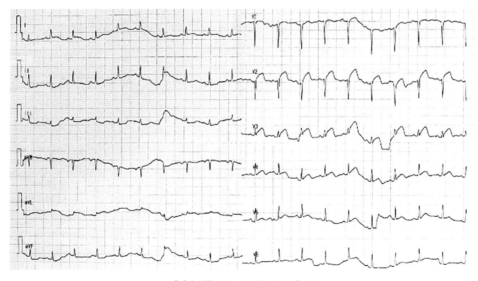

病例5图10　入院后心电图

3．胸片　提示IABP术后改变，心影明显增大（病例5图11）。

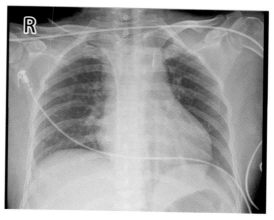

病例5图11　胸片

4. 床旁心脏超声　提示各房室腔不大，左室壁肥厚，各瓣膜形态、结构及启闭未见异常；心包见液性暗区，局限于左室侧后壁，深约4mm；二尖瓣轻度反流，三尖瓣微量反流，估测肺动脉收缩压约25mmHg；心功能：左室壁运动稍减弱，LVEF 50%（2019年5月9日）。

二、诊疗经过

入院后患者诉胸闷、气促、乏力明显，持续多巴胺15μg/（kg·min）静脉泵入，血压波动在100~110/60~70mmHg，立即行床旁IABP植入术，予多巴胺＋去甲肾上腺素持续泵入升压、头孢哌酮舒巴坦抗感染、奥司他韦抗病毒、甲泼尼龙抗炎、静脉滴注人血白蛋白、人免疫球蛋白提高免疫等对症支持治疗，患者症状改善不明显，监测血压波动在107~127/80~89mmHg，心率波动在97~110次/分，末梢氧饱和度95%以上。2019年5月9日2：36患者突然出现意识丧失，两眼上翻，四肢抽搐，测血压51/24mmHg，心率107bpm，紧急予多巴胺3mg静脉推注，3分钟后患者血压升至107/74mmHg，意识恢复，心率110次/分。急查心电图提示窦性心动过速，较前无明显动态变化（病例5图12、病例5图13），考虑患者病情危重，血流动力学不稳，征得患者家属同意拟行ECMO循环支持治疗。2019年5月9日床旁心脏超声提示各房室腔大小正常，左室壁运动普遍减弱，左室侧后壁液性暗区3mm，LVEF

20%。下午14∶32在ICU床旁局部麻醉下置管后，在清醒状态无气管插管下行ECMO置入，VA-ECMO模式，持续ECMO及IABP辅助循环。置管后适当镇静及镇痛，继续上述抗感染、抗病毒、强心升压等药物治疗，积极纠正内环境紊乱及容量管理。

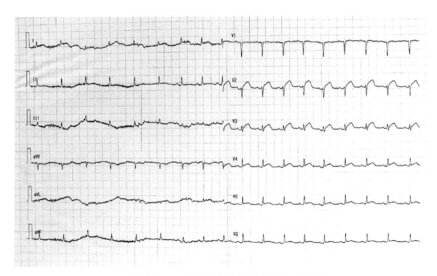

病例5图12　心电图提示窦性心动过速1

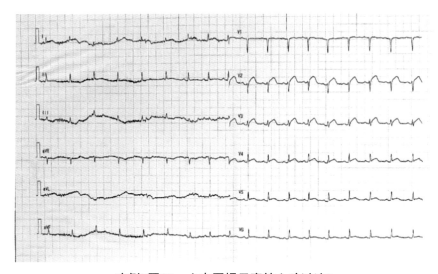

病例5图13　心电图提示窦性心动过速2

　　经IABP＋ECMO循环支持及积极药物治疗后，患者血压逐渐恢复，2019年5月13日复查心肌酶、肌钙蛋白等较前下降，心脏超声提示心功能较前好转，EF值从20%上升至43%，10：00行ECMO撤除术，2019年5月15日撤除IABP，并从小剂量开始滴定美托洛尔剂量，复查心脏超声提示各房室腔内径正常范围，左室壁回声稍减弱，各瓣膜形态、结构及启闭未见异常，室壁运动协调，收缩幅度正常。心包见液性暗区，局限于左室侧后壁，深约2mm，LVEF 57%（病例5图14）。2019年5月18日患者无明显不适，予带药出院。

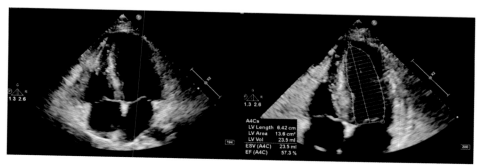

病例5图14　2019年5月15日复查提示心功能较前明显改善

出院诊断：

暴发性心肌炎

心功能Ⅳ级（NYHA分级）

例四：

一、病历摘要

　　患者女性，36岁，身高165cm，体重60kg，BMI 22.03。主因"发热、咳嗽伴胸闷2天"于2019年6月7日22：15入院。

　　现病史：家属代诉约1周前（2019年5月31日）患者无明显诱因出现发热、咳嗽、咳少许白痰，体温最高达39℃，无胸闷、胸痛，无心悸、气促，无黑矇、呼吸困难，患者自行服药（具体不详）后体温可降至正常。2019年6月4日晚上患者无明显诱因出现胸闷，伴头晕、一过性黑矇，无畏寒发热，无胸痛，无心悸、气促，无恶心、呕吐，2019年6月5日患者至坪山区某医院查心脏超声未见异常，经药物治疗后症状改善不明显。2019年6月7日患者转至龙岗区某医院就诊，查心脏超声提示左室壁肥厚并心肌回声增强，室壁运动幅度降低，三尖瓣少量反流，收缩及舒张功能下降。胸部CT提示双下肺炎症，双侧胸腔积液，心包积液，胆囊炎，肝脾周围少许积液。心电图提示窦性心动过速，R波递增不良，肢导联及胸导联低电压。考虑诊断为"重症心肌炎、肺部感染"，经补液、升压、抗感染、抗心力衰竭等治疗症状改善不明显，血压不能维持，予持续多巴胺、间羟胺及去甲肾上腺静脉泵入维持血压后转至我院就诊，至我院时患者已神志淡漠。

既往史及个人史：平素体健，无特殊。

入院查体：体温36.3℃，脉搏117次/分，呼吸22次/分，血压109/39mmHg〔持续多巴胺15μg/（kg·min）、间羟胺15μg/（kg·min）、去甲肾上腺素0.5μg/（kg·min）等静脉泵入〕。神志淡漠，颈静脉无充盈。右侧呼吸音减弱，左侧呼吸音正常，双肺闻及少许湿啰音。心前区无隆起，未见异常搏动，触诊心尖冲动正常，无震颤，无心包摩擦感，叩诊心浊音界正常，听诊心率117次/分，奔马律，心音低钝，无心包摩擦音。四肢湿冷，双足背动脉搏动弱。

入院诊断：

心源性休克

暴发性心肌炎

肺部感染

胆囊炎

入院后辅助检查：

1. 抽血化验

动脉血气分析：酸碱度6.96↓，氧分压102mmHg，二氧化碳分压41mmHg，乳酸10mmol/L↑，碱剩余-22.6mmol/L↓，实际碳酸氢根9.2mmol/L↓，标准碳酸氢根7.1mmol/L↓，钠134mmol/L，钾3.5mmol/L。

血常规：白细胞计数20.29×10⁹/L↑，中性粒细胞百分比87%↑，血红蛋白150g/L，血小板计数172×10⁹/L。

电解质：钾3.13mmol/L↓，钠152mmol/L↑，氯109.3mmol/L，钙1.3mmol/L↓。

肝功能：谷丙转氨酶254U/L↑，谷草转氨酶519U/L↑，γ谷氨酰转肽酶62U/L↑，总蛋白54.1g/L↓，白蛋白39.3g/L，球蛋白14.8g/L↓。

肌酸激酶1481U/L↑，肌酸激酶同工酶115U/L↑，乳酸脱氢酶386U/L↑。

高敏肌钙蛋白I 4.146ng/ml↑，高敏肌钙蛋白T 0.501ng/ml↑。N末端B型钠尿肽前体13864pg/ml↑。超敏C反应蛋白3.9mg/L，降钙素原0.512ng/ml↑，白介素6 84pg/ml↑。D-二聚体2.05mg/L↑。

病原学：肺支原体抗体、肺衣原体抗体、EB病毒抗原、单纯疱疹病毒Ⅰ+Ⅱ型抗体、柯萨奇病毒抗体未见明显异常。

抗链球菌溶血素O、凝血功能、传染病四项等结果正常。

2. 心电图　提示窦性心动过速，心率152次/分，心电图提示窦性心动过速，R波递增不良，肢导联及胸导联低电压（病例5图15）。

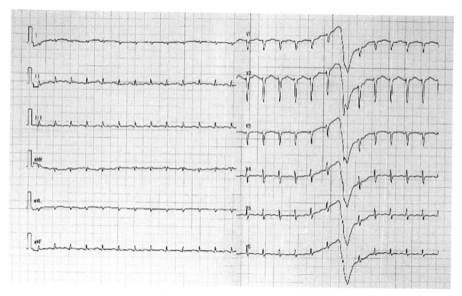

病例5图15　入院后心电图

3．胸片　提示IABP术后改变，双肺纹理增重，右侧胸腔积液（病例5图16）。

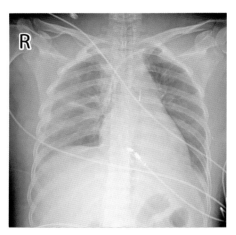

病例5图16　胸片

4．床旁心脏超声　提示各房室腔内径正常范围，左室壁未见增厚，心包积液（左室后壁深约5mm，右室前壁深约2mm，左室侧壁深约7mm，左室心尖深约3mm），各瓣膜形态、结构及启闭未见异常，左室壁运动普遍减弱，估测LVEF 25%～30%。

二、诊疗经过

入院时（2019年6月7日22：15）即见患者神志淡漠，四肢湿冷，血压需要大剂量血管活性药物支持，明显休克状态，心电图见极度心动过速，心率达150次/分以上，随后心率逐渐下降，入院后30分钟患者突发心跳停止，血压测不出，末梢氧饱和度下降至60%，立即心肺复苏，行气管插管并呼吸机辅助呼吸，反复静脉注射阿托品、肾上腺素以及静脉滴注碳酸氢钠纠酸，继续泵入多巴胺、去甲肾上腺素升压。22：47患者心跳恢复窦性心律，心率147次/分。23：00患者外周血压恢复，测血压75/50mmHg、血氧饱和度90%。23：30床旁植入IABP成功。考虑患者病情危重，血流动力学不稳定，征得患者家属同意行ECMO循环支持治疗。2019年6月8日00：45置管成功，行V-A

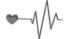

模式。药物上予亚胺培南＋万古霉素抗细菌感染、利巴韦林＋奥司他韦抗病毒、甲泼尼龙抗炎及补钾补镁、营养心肌、护肝、护胃及对症支持治疗，维持内环境稳定。动态复查炎症、心肌标志物、胸片及超声等。

2019年6月12日心脏超声提示左室壁运动改善，LVEF从22%上升至48%，感染、炎症及心功能等相关指标好转，遂拔除气管插管。2019年6月13日撤除ECMO及IABP，2019年6月16日复查心脏超声提示心功能未见明显异常，EF值恢复至60%（病例5图17）。2019年6月26日患者无明显不适，予带药出院。

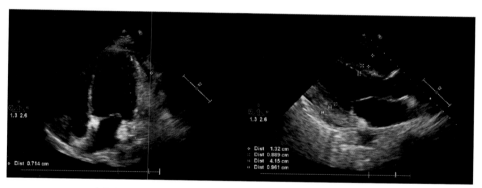

病例5图17　2019年6月16日复查心功能未见明显异常

出院诊断：

暴发性心肌炎

心源性休克

肺部感染

胆囊炎

随访： 2022年5月电话随访患者，患者诉2022年3月左右于外院复查心脏磁共振检查，结果显示心功能无异常。

三、病例讨论

病毒性心肌炎的临床表现差异很大，轻者可完全无症状，但重者可出现威胁生命的心源性休克、恶性心律失常等，可以分为暴发性心肌炎和非暴发性心肌炎。暴发性心肌炎以突发的、严重的心肌局限或弥漫性炎症损伤为特征，起病快、进展迅速，其诊断并不困难，我国专家共识指出[1]，当出现发病突然，有明显病毒感染前驱症状，继而迅速出现严重的血流动力学障碍，实验室检查提示心肌严重受损、弥漫性室壁运动减弱时，即可诊断为暴发性心肌炎。但需要注意的是，暴发性心肌炎是一个临床诊断，并非组织学或病理性诊断，需要排除冠心病心肌梗死、重症肺炎、脓毒血症性心肌炎、应激性心肌病、普通病毒性心肌炎以及其他非病毒性心肌炎等。以上两例病例，均是典型的暴发性心肌炎的诊治病例。

暴发性心肌炎早期死亡率高，但只要度过急性危险期，心功能可完全恢复[2]，当前的共识和指南推荐应尽早给予生命支持治疗[1, 3]，生命支持治疗是重症心肌炎治疗的重中之重，包括循环支持、呼吸支持和肾脏替代3个方面。主动脉内球囊反搏（IABP）、心室辅助装置（VAD）和ECMO是最常用的机械循环辅助技术（mechanical circulatory support）。IABP可以减少心脏做功，减轻后负荷，减轻肺水肿，增加各器官的灌注。VAD与ECMO一样，能主动增加心输出量。虽然相对于ECMO来说，VAD可以支持更长时间，但是VAD置入需要侵入性手术操作，无法进行床旁置入，对VAD的广泛开展有一定影响，并且使用VAD支持的患者的生存率仅在40%～50%[4]。ECMO主要有两种工作模式：V-V（静脉-静脉）和V-A（静脉-动脉）ECMO，前者适用于仅需要呼吸支持的患者，后者能够同时提供呼吸和循环支持。VA-ECMO通过引出静脉血达到降低左右心室前负荷的作用，同时体外气体交换后将血液回输体内弥补心输出量的减少。ECMO支持的患者的生存率一般在57%～80%[5]。

在ECMO支持下，暴发性心肌炎患者的生存率较高，但越来越多的学者认识到，ECMO回输血流是逆向注入降主动脉，而心脏自身泵出血流为前向血流，如果两者不相匹配，逆向血流会增加心脏后负荷，室壁应力上升，左室扩张，心肌氧耗增加，影响心脏功能恢复[6]。在血流动力学效应上，IABP能够减少心脏后负荷，提供更高的舒张压有利于冠脉的灌注，两者联合使用，能够降低外周血管阻力、室壁应力，改善左室扩张[7, 8]，在患者循环稳

定，心功能恢复到一定水平，由IABP单独继续辅助。这样既可以减少长时间ECMO运行带来的并发症，又可以避免在ECMO撤离后患者出现循环及心功能的波动，最终达到改善预后的效果[9]。不过，需要注意的是，在VA-ECMO期间联合IABP使用，需要关注出血、血栓风险及下肢缺血情况，避免并发症的发生[10]。

　　此外，对于例三患者为清醒状态下的ECMO支持治疗。清醒ECMO（Awake ECMO）最早用于等待肺移植的患者，指ECMO在没有气管插管、清醒和能够自主呼吸患者中的应用。由于它避免了很多与镇静、气管插管和机械通气相关的不良反应，提高患者的生存质量，加速康复等诸多优点，被认为是有潜力的、新的ECMO应用策略。但也要注意的是，清醒ECMO患者的通气和氧合较难准确评估，只能通过呼吸困难的症状和体征判断。因此，对于患者的选择、操作流程和日常管理细节等，仍需不断摸索和总结经验。

（卢永康　王丽丽）

参考文献

[1]中华医学会心血管病学分会精准医学学组, 中华心血管病杂志编辑委员会与成人暴发性心肌炎工作组.成人暴发性心肌炎诊断与治疗中国专家共识[J].中华心血管病杂志, 2017, 45(9): 742-752.

[2]Ammirati E, Cipriani M, Lilliu M, et al.Survival and Left Ventricular Function Changes in Fulminant Versus Nonfulminant Acute Myocarditis[J].Circulation, 2017, 136(6): 529-545.

[3]Kociol RD, Cooper LT, Fang JC, et al.Recognition and Initial Management of Fulminant Myocarditis: A Scientific Statement From the American Heart Association[J].Circulation, 2020, 141(6): e69-e92.

[4]Matsumoto M, Asaumi Y, Nakamura Y, et al.Clinical determinants of successful weaning from extracorporeal membrane oxygenation in patients with fulminant

myocarditis[J].ESC Heart Fail, 2018, 5(4): 675–684.

[5]Venkataraman S, Bhardwaj A, Belford PM, et al.Veno–Arterial Extracorporeal Membrane Oxygenation in Patients with Fulminant Myocarditis: A Review of Contemporary Literature[J].Medicina(Kaunas), 2022, 58(2): 215.

[6]Donker DW, Brodie D, Henriques JPS, et al.Left ventricular unloading during veno–arterial ECMO: a review of percutaneous and surgical unloading interventions[J].Perfusion, 2019, 34(2): 98–105.

[7]Brechot N, Demondion P, Santi F, et al.Intra–aortic balloon pump protects against hydrostatic pulmonary oedema during peripheral veno arterial–extracorporeal membrane oxygenation[J].Eur Heart J Acute Cardiovasc Care, 2017: 7(1): 62–69.

[8]Ma P, Zhang Z, Song T, et al.Combining ECMO with IABP for the treatment of critically ill adult heart failure patients[J].Heart Lung Circ, 2014, 23(4): 363–368.

[9]Aso S, Matsui H, Fushimi K, et al.The effect of intra aortic balloon pumping under venoarterial extracorporeal membrane oxygenation on mortality of cardiogenic patients: an analysis using a nationwide inpatient database[J].Crit Care Med, 2016, 44(11): 1974–1979.

[10]Petroni T, Harrois A, Amour J, et al.Intra–aortic balloon pump effects on macrocirculation and microcirculation in cardiogenic shock patients supported by venoarterial extracorporeal membrane oxygenation[J].Crit Care Med, 2014, 42(9): 2075–2082.

ECMO在重症心肌炎中的应用

一、病历摘要

患者男性，63岁，身高163cm，体重59.3kg，BMI 1.60。主因"咳嗽、咯血2个月，胸闷1个月余"于2021年7月9日入我院CCU。

现病史：患者2个月前无明显诱因出现咳嗽，咯血丝痰，就诊深圳市某人民医院查ANA：1∶1000（正常值<1∶100），核颗粒型＋核膜；ANCA阴性；结核感染T细胞斑点试验阳性；炎症指标阴性；行支气管镜检查示双侧支气管炎性改变，肺泡灌洗液未见肿瘤细胞。诊断呼吸道出血、肺部感染，予左氧氟沙星抗感染，咳嗽、咯血好转出院。

2021年6月5日患者突发胸闷，伴咽部不适，无明显胸痛、大汗，未正规诊治。2021年6月9日抱重物时突发上腹部疼痛，呈持续性刺痛，伴气促。2021年6月12日就诊深圳市某人民医院查超敏肌钙蛋白I 15ng/ml，N末端B型钠尿肽前体13 100pg/ml；心电图示窦性心律，$V_1 \sim V_3$导联呈QS型，V_4导联呈rS型，肢导低电压，心脏超声：EF 47%，二尖瓣前叶脱垂伴中—大量反流；肺CT示肺部感染。

2021年6月18日冠脉造影＋主动脉内球囊反搏（2021年6月21日拔除IABP导管）：冠脉未见狭窄性病变。2021年6月21日拔除IABP导管，心脏磁共振：左心房、左心室明显扩张，室壁变薄，T_1值明显延长，左右室壁普遍运动低下，部分无运动，收缩功能重度下降，左右室心肌呈广泛散在透壁性强化或强化深度大于50%肌壁厚度，提示冠脉多个分支狭窄所致心肌缺血、梗死改变可能性大，建议完善冠脉CTA。诊断"冠心病、急性前壁心肌梗死、陈旧性心肌梗死、二尖瓣前叶脱垂伴重度反流、心律失常、室性期前收缩、心力衰竭、肺部感染"，外院检查心电图考虑阵发性心房颤动可能性大。2021年7月9日再发气促、发热，为进一步诊治收入我院。

既往史及个人史：肺气肿、肺部结节；吸烟史40年，平均30～40支/天，已戒烟2个月。

入院查体：体温37.3℃，脉搏89次/分，呼吸19次/分，血压85/55mmHg。心率89次/分，心音：正常，A2＜P2，二尖瓣听诊区可闻及舒张期杂音。腹平软，无压痛、反跳痛，肝脾肋下未扪及。双下肢无水肿。

入院诊断：

心肌病

二尖瓣重度关闭不全

心律失常

房性心动过速

肺动脉高压

心力衰竭

心功能Ⅲ级（NYHA分级）

肺部感染（待查）

冠状动脉粥样硬化性心脏病（可能性大）

急性冠脉综合征（可能性大）

入院后辅助检查：

1. 抽血化验

动脉血气分析：酸碱度7.50↑，氧分压86mmHg，二氧化碳分压27mmHg↓，乳酸1.4mmol/L，碱剩余−0.7mmol/L，碳酸氢根21.1mmol/L，钠134mmol/L↓，钾3.9mmol/L，Hb 143g/L。

血常规：白细胞计数$6.92×10^9$/L，中性粒细胞百分比79.1%↑，血红蛋白137g/L，血小板计数$201×10^9$/L。

电解质：钾4.68mmol/L，钠138mmol/L，氯99.5mmol/L，钙2.30mmol/L。

肝功能：谷丙转氨酶10U/L，谷草转氨酶55U/L↑，γ谷氨酰转肽酶76U/L↑，总胆红素17.5μmol/L，直接胆红素9.3μmol/L↑，间接胆红素

8.2μmol/L，白蛋白39.3g/L。

肾功能：肌酐113μmol/L↑，尿素氮5.47mmol/L，胱抑素C 1.28mg/L↑。

心肌酶：肌酸激酶237U/L，肌酸激酶同工酶31U/L↑，乳酸脱氢酶309U/L↑。

高敏肌钙蛋白I 1.85ng/ml↑，高敏肌钙蛋白T 40.226ng/ml↑。

N末端B型钠尿肽前体8325pg/ml↑。超敏C反应蛋白33.05mg/L↑，血沉33mm/h↑，降钙素原0.055ng/ml。

病原学：肺支原体抗体、肺衣原体抗体、结核杆菌抗体、EB病毒抗原、单纯疱疹病毒Ⅰ+Ⅱ型抗体、柯萨奇病毒抗体、抗心磷脂抗体、抗中性粒细胞胞浆抗体、抗核抗体谱未见明显异常。

2．心电图 窦性心动过速，一度房室传导阻滞、完全性右束支传导阻滞，肢体导联低电压。

3．胸片 左心室圆隆，主动脉影增宽，肺动脉段凹陷（病例6图1）。

4．胸部CT 右肺微小结节，右肺上叶支气管扩张伴炎性改变；左肺少许陈旧病变；右侧少量胸腔积液伴双肺下叶膨胀不全；冠状动脉、主动脉粥样硬化。

5．床旁心脏超声 左心及右房扩大，二尖瓣中-重度反流，三尖瓣轻度反流；左室壁运动普遍减弱、下壁减弱明显，LVEF 38%；心律不齐。

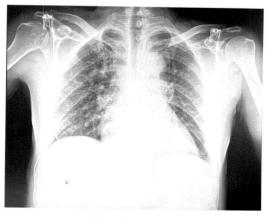

病例6图1 胸片

二、诊疗经过

患者入院完善检查，考虑重症心肌炎可能性大，随时可出现急性左心衰竭、严重心律失常、猝死等风险，于2021年7月11日行IABP置入，患者术中出现室性心动过速，呕吐后转复窦律但难以维持，再次转为室性心动过速，病情持续加重，心室率120～160次/分波动，乳酸不断上升（＞15mmol/L↑），N末端B型钠尿肽前体＞35 000pg/ml，肌钙蛋白进行性升高，心腔扩大，室壁变薄，心功能下降（心脏超声示左室壁运动普遍减弱并不协调，全心扩大，二尖瓣对合错位，中重度反流，三尖瓣轻度反流，左心功能重度减低，右室收缩功能减低，LVEF 26%），患者在IABP及大剂量血管活性药物辅助下［多巴胺16μg/（kg·min），去甲肾上腺素0.18μg/（kg·min）］循环仍难以维持，存在ECMO辅助循环治疗的指征，征得患者家属同意，并反复向患者家属交代即使行ECMO治疗等多种抢救措施，仍有可能预后不佳，家属表示理解后，急诊行ECMO辅助循环支持。

2021年7月11日急诊行床旁VA-ECMO＋下肢分流术，术程顺利，当日18：13 ECMO开始运转。

ECMO相关信息：VA-ECMO右侧股动脉（切开）15F；右侧股静脉（穿刺）19F。ECMO流量3.2L/min，转速3895R/min，通气量2.0L，氧浓度60%，多巴胺8μg/（kg·min），去甲0.28μg/（kg·min）。

ECMO管理：

循环：ECMO转速3895R/min，流量3.2L/min，通气量1.8～3L，氧浓度60%～100%，收缩压72～90mmHg/舒张压31～47mmHg，心率74～142次/分，中心静脉压8～14mmHg，多巴胺8～16μg/（kg·min），肾上腺素0.08～0.28μg/（kg·min）维持。

内环境：乳酸峰值＞15mmol/L，ECMO运转第2天逐渐下降（病例6图2）。

抗凝：根据凝血指标、全血凝固时间、血栓及出血情况动态调整肝素用量，维持全血凝固时间160～220秒。

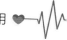

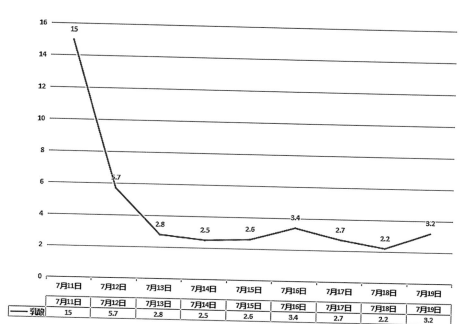

	7月11日	7月12日	7月13日	7月14日	7月15日	7月16日	7月17日	7月18日	7月19日
——乳酸	15	5.7	2.8	2.5	2.6	3.4	2.7	2.2	3.2

病例6图2　乳酸变化趋势

肝功能：患者肝功能不全，转氨酶及胆红素异常升高，谷丙转氨酶峰值2722U/L，ECMO运转第3天逐步下降，总胆红素仍高（454.9μmol/L），并表现为进行性升高。

肾功能：患者持续少尿，肌酐193mmol/L并呈进行性升高，于2021年7月11日凌晨3：30开始持续CRRT治疗，随后肌酐逐渐下降。

神经系统：镇痛镇静状态下，双瞳孔等大，有对光反射，神经系统评估患者浅昏迷，意识障碍，经南山区某医院神经内科会诊，查体示左眼外斜外翻，右眼内收欠佳，考虑缺血缺氧性脑病，予充分镇静，继续脱水降颅压、低温脑保护等治疗。

治疗期间多次复查床旁心脏超声未见心功能恢复，持续IABP、ECMO等多器械支持治疗已8天，患者病情改善不明显，复查心脏超声效果不佳，LVEF低至17%，存在撤除ECMO指征，征得患者家属同意及充分告知患者家属撤机风险后，2021年7月19日15：33撤除ECMO，撤除后患者血压逐渐下降，心率逐渐加快，予大剂量强心、升压药物，患者血压仍不能维持，且血压进行性下降，告知相关风险后，次日办理自动出院。

出院诊断：

重症心肌炎

心源性休克

全心扩大

二尖瓣重度关闭不全

心律失常

房性心动过速

一度房室阻滞

完全性右束支传导阻滞

室性心动过速

电除颤术后

肺动脉高压

心功能Ⅳ级（NYHA分级）

肺部感染

肾功能不全

肝功能损害

三、病例讨论

心肌炎和炎症性心肌病是导致心力衰竭的常见疾病，世界卫生组织（WHO）/世界心脏病联盟（WHF）将组织病理学表现为心肌炎同时有心功能不全者定义为炎症性心肌病[1]。有研究推测心肌炎的全球发病率约为每年22/10万人[2]，但实际上心肌炎的发生率可能被严重低估。有报道显示在无法解释的心肌病中心肌炎症的发生率为9%～40%，高达50%的心律失常患者心肌有活动性炎症表现[3]。心肌炎患者的临床表现和预后差别很大，轻者可完全无症状或轻微症状（如全身乏力、胸痛伴或不伴轻微的心脏功能障碍），重者可出现危及生命的恶性心律失常、心源性休克和（或）严重的心力衰竭[4]。本病例重症心肌炎诊断确切，但病因尚未明确，引起心肌炎的病因多种多样，既包括感染性病原体如病毒、细菌、支原体、衣原体等，也包括非感染性因素如自身免疫性疾病、中毒、药物不良反应和高敏反应等[5-7]。

在病理组织学层面，依据浸润炎症细胞的主要类型，心肌炎可分为淋巴细胞性心肌炎、嗜酸性粒细胞性心肌炎、巨细胞心肌炎（giant cell myocarditis，GCM）、肉芽肿性心肌炎（如心脏结节病）及化脓心肌炎等[8]。巨细胞性心肌炎常进展迅速，临床多表现为难治性室性心律失常、传导系统异常、进行性心力衰竭、心源性休克等，死亡率极高。有报道称，接近40%~50%的巨细胞性心肌炎患者可出现持续性室性心动过速，这也是导致晕厥和猝死的主要原因。此外，合并房室传导阻滞者也不在少数。临床上短时间内（如几天到几周）出现心功能明显下降，既合并室性心动过速又合并房室传导阻滞，或酷似心肌梗死症状而冠脉造影又正常时，需考虑到巨细胞性心肌炎的可能。本病例因未能完善病理检查，结合临床症状高度怀疑此病但未能确诊。巨细胞心肌炎诊断的金标准是心肌活检，心肌活检下可见弥漫或多灶性淋巴细胞浸润，伴多核巨细胞形成。心脏磁共振成像可显示有浸润的心肌病和左心室的纤维化。但需注意与缺血性心肌病鉴别。近年通过对人类基因组学和蛋白组学的信息调控研究发现，与正常心脏相比，GCM心肌活检标本的114种参与免疫应答、转录调控和代谢的基因表达明显上调，其中作为与T细胞激活相关的趋化因子受体4在GCM心肌中表达明显上调近10倍，表明T细胞激活参与了GCM的发生发展[9]。

心肌炎早期死亡率极高，早期识别心肌炎症状态是及时做出正确临床决策、防止致死性心律失常和心力衰竭发生的关键。临床上对于GEM伴有心力衰竭症状的GCM患者，可按标准抗心力衰竭方案进行治疗，对合并心律失常，可能需要植入起搏器或ICD，对心功能快速恶化、血流动力学不稳定者，需进行机械辅助装置如ECMO或左室辅助装置的治疗，早期的生命支持治疗是重症心肌炎治疗的重中之重，包括循环支持、呼吸支持和肾脏替代三个方面。主动脉内球囊反搏（IABP）、心室辅助装置（VAD）和ECMO是最常用的机械循环辅助技术（mechanical circulatory support）。IABP可以减少心脏做功，减轻后负荷，减轻肺水肿，增加各器官的灌注，与ECMO联合使用，能够降低外周血管阻力、室壁应力，改善左室扩张[10, 11]，治疗期间需密切关注出血、血栓风险及下肢缺血情况，避免并发症的发生[12]。GEM的根本治疗为抑制异常的T细胞免疫，如应用激素、吗替麦考酚酯及T淋巴细胞单抗等，来达到延缓甚至抑制病情进展的目的。对于反复治疗无效、心功能持续恶化的患者，最终只能进行心脏移植[13]。总之，心肌炎和炎症性心肌病是心血管系统的重大疾病，深入认识此类疾病的病理学表现，对于精准诊断并制订合理的治疗策略非常重要。如何采用有效调控方式改善预后和减少不良反应仍是摆在临床医师面前的一道难题，临床医师应高度重视并警惕此类疾病，早期识别和诊断，及时加用免疫抑制治疗，延缓和改善疾病进展。

（颜　倩）

参考文献

[1]Anzai A, Mindur JE, Halle L, et al.Self-reactive CD4(+)IL-3(+)T cells amplify autoimmune inflammation in myocarditis by inciting monocyte chemotaxis[J].J Exp Med, 2019, 216(2): 369-383.

[2]Leone O, Pieroni M, Rapezzi C, et al.The spectrum of myocarditis: from pathology to the clinics[J].Virchows Archiv: an international journal of pathology, 2019, 475(3): 279-301.

[3]Trachtenberg BH, Hare JM.Inflammatory Cardiomyopathic Syndromes[J].Circ Res, 2017, 121(7): 803-818.

[4]Nakayama T, Sugano Y, Yokokawa T, et al.Clinical impact of the presence of macrophages in endomyocardial biopsies of patients with dilated cardiomyopathy[J].Eur J Heart Fail, 2017, 19(4): 490-498.

[5]Halloran PF, Potena L, Van Huyen JD, et al.Building a tissue-based molecular diagnostic system in heart transplant rejection: The heart Molecular Microscope

Diagnostic(MMDx)System[J].J Heart Lung Transplant, 2017, 36(11): 1192–1200.

[6]Suthahar N, Meijers WC, Sillje H, et al.From Inflammation to Fibrosis–Molecular and Cellular Mechanisms of Myocardial Tissue Remodelling and Perspectives on Differential Treatment Opportunities[J].Curr Heart Fail Rep, 2017, 14(4): 235–250.

[7]Ana K, Panithaya C, Subha VR, et al.Imaging of Inflammation in Unexplained Cardiomyopathy[J].JACC: Cardiovascular Imaging, 2016, 9(5): 604–617.

[8]Chiu MH, Trpkov C, Rezazedeh S, et al.Monomorphic Ventricular Tachycardia as a Presentation of Giant Cell Myocarditis[J].Case Rep Cardiol, 2019, 2019: 7276516.

[9]Kuhl U, Pauschinger M, Noutsias M, et al.High prevalence of viral genomes and multiple viral infections in the myocardium of adults with "idiopathic" left ventricular dysfunction[J].Circulation, 2005, 111(7): 887–893.

[10]Brechot N, Demondion P, Santi F, et al.Intra–aortic balloon pump protects against hydrostatic pulmonary oedema during peripheral venoarterial–extracorporeal membrane oxygenation[J].Eur Heart J Acute Cardiovasc Care, 2018, 7(1): 62–69.

[11]Ma P, Zhang Z, Song T, et al.Combining ECMO with IABP for the treatment of critically Ill adult heart failure patients[J].Heart Lung Circ, 2014, 23(4): 363–368.

[12]Petroni T, Harrois A, Amour J, et al.Intra–aortic balloon pump effects on macrocirculation and microcirculation in cardiogenic shock patients supported by venoarterial extracorporeal membrane oxygenation*[J].Crit Care Med, 2014, 42(9): 2075–2082.

[13]Cooper LJ, Elamm C.Giant cell myocarditis.Diagnosis and treatment[J].Herz, 2012, 37(6): 632–636.

心肌炎后心肌病应用ECMO桥接心脏移植

一、病历摘要

患者中年女性，47岁，身高156cm，体重49kg，BMI 20.1。主因"剑突下痛、气促3个月余，呼吸困难3天"于2021年11月7日17：59入院。

现病史：患者入院3个月余前（2021年8月4日）晚上饮酒后突发剑突下疼痛，程度较剧烈，无放射痛，伴出汗，平卧时剑突下胀满、膨隆，无反酸、呃逆、呕吐、头晕、头痛等不适，持续不缓解，未予特殊处理，次日症状缓解，但仍持续存在闷堵感。2021年8月7日出现干咳、气短、夜间无法平卧，症状进行性加重。2021年8月14日至当地人民医院就诊，查白细胞计数11.3×10^9/L，中性粒细胞百分比89.5%，血红蛋白111g/L；C反应蛋白14.25mg/L；N末端B型钠尿肽前体4790pg/ml；心肌酶肌钙蛋白I 0.066ng/ml，肌酸激酶同工酶8.14ng/ml。心电图示：一度房室阻滞，R波递增不良。心脏超声：LV 50mm，LA 41mm；二尖瓣中度关闭不全，EF 44%，舒张功能不全。予抗心力衰竭药物治疗，行深静脉置管（2021年8月16日）次日午后出现低热，体温37.4℃，查炎症指标正常，予哌拉西林钠他唑巴坦抗感染。2021年8月23日体温恢复正常，诉胸闷、气短症状较前好转，夜间半卧位休息。2021年8月28日转入我院，行心脏超声：左心扩大，左室壁运动减弱，心尖局部瘤样膨出、运动减弱；右室壁运动减弱，二尖瓣轻-中度反流，左、右室整体收缩功能减低，EF 33%，建议心脏磁共振成像检查。左心声学造影：左心扩大，左室壁运动减弱，心尖局部膨出、运动减弱，右室壁运动减弱，EF 26%，左、右室壁形态及功能异常原因待定，考虑心肌炎或应激性心肌病所致，心脏MRI：延迟强化：室间隔近中远段肌壁间条形强化、远段右室侧强化，左室前、侧壁中远段内膜下为主近透壁强化，左室下壁近段内膜下强化、中段肌壁间强化、远段近透壁强化，右室近中段游离壁及下壁透壁强化、远段前壁内膜下强化；双房壁见高信号。心肌受累疾患，左、右心功能不全，考虑心肌炎，亦不除外合并心肌缺血改变。考虑"心肌炎"，予抗板、降脂、控制心室率、抗感染、利尿、补钾等治疗。住院期间患者反复出现午后潮热，体温最高38℃。2021年9月10日转到深圳市某院进一步诊治，予莫西沙星抗感染后未再发热。但仍感气促不适，后再次就诊我院，查超敏C反应蛋白21.27mg/L，白细胞计数15.97×10⁹/L，中性粒细胞11.08×10^9/L↑，谷丙转氨酶616U/L↑，谷草转氨酶248U/L↑，N末端B型钠尿肽前体5786pg/ml↑，高敏肌钙蛋白T 0.26ng/ml↑，高敏肌钙蛋白I 0.030ng/ml↑。抗核抗体（ANA）：颗粒型（1∶80）阳性，EB病毒、CMV病毒定量、性激素六项、皮质醇、抗心磷脂抗体、抗中性粒细胞胞浆抗体、类风湿因子、血培养未见明显异常。心脏超声：左心扩大（LA 38mm、LV 54mm），左室壁运动减弱，心尖局部瘤样膨出、运动减弱；右室壁运动减弱，二尖瓣轻–中度反流，左、右室整体收缩功能减低，LVEF 28%。肺动脉CTA：右肺下叶基底段及其分支外基底段动脉、后基底段动脉显影稍淡，考虑管腔充盈延迟可能性大。左房耳、左肺下叶肺静脉内低密度，充盈延迟可能性大，不除外血栓可能。冠脉CTA：冠状动脉粥样硬化改变，前降支轻度狭窄。心脏MRI：延迟强化：室间隔近中远段肌壁间条形强化、远段右室侧强化，左室前、侧壁中远段内膜下为主近透壁强化，左室下壁近段内膜下强化、中段肌壁间强化、远段近透壁强化；右室心尖部见透壁强化，房间隔见高信号。结论：原考虑心肌炎，合并心肌缺血改变复查，与前片（2021年9月18日）比较：心肌延迟强化范围稍缩小，心功能改善，提示病变好转，建议继续随诊复查。诊断"心肌炎、心肌炎后心肌病"，予莫西沙星联合氟康唑抗感染及甲泼尼龙（120mg 3天）抗炎及免疫球蛋白（PH4）输注、扩管、利尿、抗凝等治疗后好转。2021年10月12日行心肌活检，病理回报：心肌炎性细胞浸润（T细胞和单核细胞总数大于14个/mm²），部分心肌纤维化、心肌细胞变性。出院后规律口服托拉塞米20mg 1次/日、托伐普坦7.5mg 1次/日及美托洛尔缓释片、伊伐布雷定等药物，泼尼松减量至2.5mg 1次/日。3天前无明显诱因再次出现气促，夜间无法平卧，坐起后可缓解，门诊查：ST2 69.08ng/ml↑，N末端B型钠尿肽前体7164pg/ml↑，高敏肌钙蛋白T 0.229ng/ml↑，高敏肌钙蛋白I 0.173ng/ml↑，此次为进一步诊治入院。发病以来，患者精神可，饮食及睡眠欠佳，大小便正常，体重较上次出院增加3kg。

既往史及个人史： 既往有"十二指肠溃疡"病史。否认高血压病、糖尿病病史，否认吸烟史。否认酗酒史。否认疫区居住史，否认遗传性疾病病史，余无特殊。

入院查体： 体温36.3℃，脉搏64次/分，呼吸20次/分，血压98/74mmHg。神志清楚，颈静脉无充盈。双肺呼吸音清，未闻及干湿性啰音。心前区无隆起，未见异常搏动，触诊心尖冲动正常，无震颤，无心包摩擦感，叩诊心浊音界正常，听诊心率64次/分，心律规则，心音正常，无额外心音及心脏杂音，无心包摩擦音。腹软，无压痛、反跳痛，肠鸣音正常。双下肢不肿，病理反射未引出。

入院诊断：

心肌炎

　心肌炎后心肌病

　左心扩大

　二尖瓣中度关闭不全

心律失常

　一度房室阻滞

心力衰竭

　心功能Ⅳ级（NYHA分级）

肺部感染

脓毒性休克（感染性休克）

肾功能不全

血小板减少

贫血

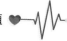

冠状动脉粥样硬化

慢性十二指肠溃疡

肝功能损害

轻度贫血

睡眠障碍

焦虑症

入院后辅助检查：

1．抽血化验

血常规：超敏C反应蛋白7.47mg/L，白细胞计数9.23×10⁹/L，中性粒细胞百分比61.1%，血红蛋白126g/L，血小板计数225×10⁹/L。

电解质：钾4.71mmol/L，钠140mmol/L，氯99.3mmol/L，钙2.41mmol/L。

肝肾功能：肌酐72μmol/L，尿酸473μmol/L↑，谷丙转氨酶（深圳HR）42U/L↑，谷草转氨酶26U/L，总胆红素12.4μmol/L，直接胆红素7.7μmol/L↑，总蛋白64.0g/L，白蛋白（深圳HR）36.9g/L，总胆固醇3.20mmol/L，甘油三酯1.07mmol/L，高密度脂蛋白胆固醇0.74mmol/L↓，低密度脂蛋白胆固醇2.12，小而密低密度脂蛋白胆固醇1.02mmol/L。

高敏肌钙蛋白I 0.215ng/ml↑，高敏肌钙蛋白T 0.258ng/ml↑。

N末端B型钠尿肽前体6386pg/ml↑。

肌酸激酶43U/L，肌酸激酶同工酶4.16ng/ml，乳酸脱氢酶238U/L。

血糖、凝血功能、甲状腺功能、传染病四项等结果正常。

2．24动态心电图　窦性心律，平均心率75bpm，偶发室性期前收缩，一度房室传导阻滞，下壁及V₁～V₄导联QS型，ST-T未见异常。

3．心脏彩超　左室心尖探及数个附壁血栓样回声，范围约29mm×8mm，宽基底、较固定。左心扩大（LA 38mm、LV 56mm），左室壁运动减弱，心尖局部瘤样膨出、运动减弱；右室壁运动局部减弱，二尖瓣中度反流，三尖瓣重度反流，左室整体收缩功能减低，EF 23%（病例7图1）。

4．24小时动态血压　白天血压均值低（88/67mmHg），负荷低；夜间血压均值低（79/59mmHg），负荷低，血压节律变化正常，为构型分布。

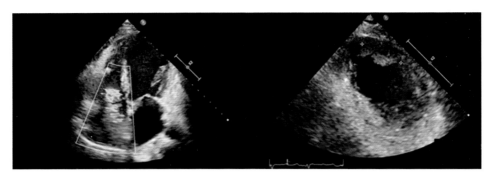

病例7图1　心脏彩超

二、诊疗经过

患者2021年11月17日入住我院心衰病房，查肌钙蛋白I、肌钙蛋白T、N末端B型钠尿肽前体明显升高，EF 23%，治疗上予利尿、抗凝、补钾、护肝、促进睡眠等治疗，但患者肌钙蛋白I、肌钙蛋白T、N末端B型钠尿肽前体仍进行性升高（病例7图2、病例7图3）。复查心脏彩超提示EF波动在20%~23%，请心脏移植团队会诊后考虑可行心脏移植。在等待心脏移植过程中患者心力衰竭加重，于2022年1月6日行IABP支持。IABP支持6天后患者出现发热，2022年1月12日复查超敏C反应蛋白4.79mg/L，白细胞计数13.48×10^9/L↑，血红蛋白145g/L，血小板计数294×10^9/L。降钙素原0.159ng/ml。高敏肌钙蛋白T 0.395ng/ml↑，高敏肌钙蛋白I 0.440ng/ml↑。考虑患者出现感染、IABP术口反复有渗血，于2022年1月12日拔除IABP。拔除IABP约5小时后患者血压下降至74/41mmHg，心率90次/分，血氧饱和度97%，查体：精神欠佳，嗜睡，双肺呼吸音粗，呼吸短促，双下肺可闻及湿性啰音，律齐。四肢干冷。复测体温最高40.1℃。复查动脉血气分析：酸碱度7.6，氧分压153mmHg，二氧化碳分压29mmHg，乳酸3.7mmol/L，急查高敏肌钙蛋白T 0.395ng/ml↑，高敏肌钙蛋白I 0.440ng/ml↑，考虑患者在心功能极差的情况下合并感染性休克可能，具体感染源暂未能明确。予加快补液、加用去甲肾上腺素静脉泵入、加量多巴胺静脉泵入速度，使用甲泼尼龙40mg静脉注射、艾司奥美拉唑静脉用护胃等处理，经抢救1小时患者血压稍有回升，波动在

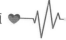

72～82/40～48mmHg，心率88～94次/分，血氧饱和度97%～100%。经ECMO团队会诊，结合患者心功能情况，建议在目前积极抢救的基础上，启动ECMO支持治疗。经患者家属同意后，于2022年1月12日22：07行VA-ECMO辅助（右股动脉15F；右股静脉17F；右下肢放置远端灌注管）。ECMO流量在2300～3730ml/min（病例7图4），血管活性药物方面：ECMO辅助第1天泵入去甲肾上腺素0.02～0.1μg/（kg·h）＋多巴胺3～8ml/h维持血压，血压在90～110/60～76mmHg。辅助第2天（2022年1月13日）9：00左右超声评估主动脉瓣不开放，下调ECMO流量后间断开放。于2022年1月13日中午12：00放置IABP后主动脉瓣开放良好。血压维持良好，同时停去甲肾上腺素。后持续泵入多巴胺3～8ml/h维持血压，血压在90～110/40～60mmHg；心率在60～80次/分。抗凝方面：持续泵入肝素50～500U/h抗凝，维持全血凝固时间在170～220秒。前两天患者存在鼻腔、消化道出血及穿刺切口出血，维持活化部分凝血活酶时间在50秒左右，第3天鼻腔及切口无出血；第5天开始未见明显消化道出血证据，后维持活化部分凝血活酶时间在60秒左右。在ECMO辅助过程三次血小板低于50×10^9/L，三次输注血小板1治疗量（病例7图5）。患者ECMO支持前5天双下肢末梢凉，第5天开始末梢变暖。神经系统方面：双侧瞳孔等大等圆，对光反射灵敏。患者肝酶持续下降；ECMO支持期间尿量正常，肌酐缓慢下降。ECMO支持期间乳酸未见上升，维持在1.0～1.8mmol/L。ECMO支持后患者心功能未见改善，EF在20%～23%。辅助8天后试减ECMO流量，患者心率加快，血压下降，超声评估EF 23%，考虑心功能未恢复予恢复流量辅助。外多学科讨论后考虑患者心功能不能恢复，ECMO长时间辅助会增加并发症，可以考虑紧急心脏移植。与患者家属沟通后，患者家属理解并同意心脏移植。因疫情原因，联系广东省某医院，患者家属要求转至广东省某医院进一步诊治，告知患者转院过程中可能存在的风险，患者家属理解，后予带着ECMO辅助转入广东省某医院。转入广东省某医院7小时后予紧急行心脏移植手术。手术后撤除ECMO，在ICU住院60天，3个月后患者康复出院。

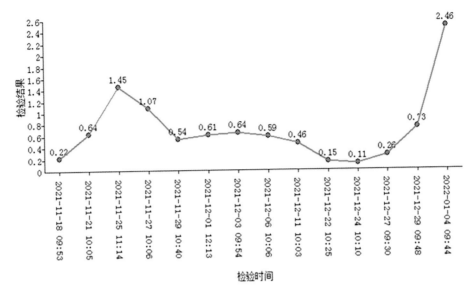

病例7图2　高敏肌钙蛋白I变化

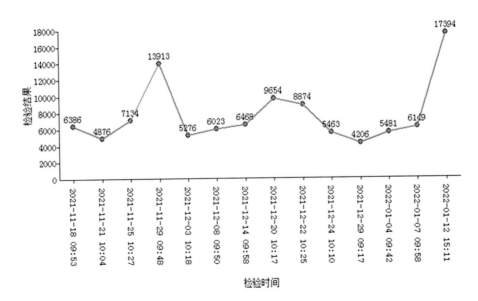

病例7图3　N末端B型钠尿肽前体变化

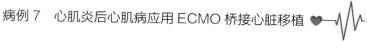

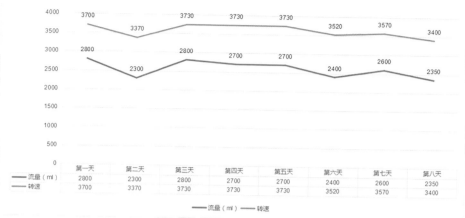

病例7图4　ECMO流量变化

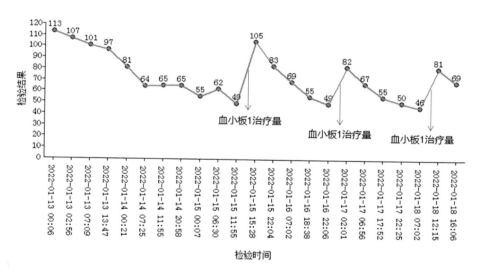

病例7图5　血小板计数变化

出院诊断：

心肌炎

　　心肌炎后心肌病

　　左心扩大

　　二尖瓣中度关闭不全

115

心律失常

　　一度房室阻滞

　　心力衰竭

　　　　心功能Ⅳ级（NYHA分级）

　　冠状动脉粥样硬化

　　慢性十二指肠溃疡

　　肝功能损害

　　轻度贫血

　　睡眠障碍

　　焦虑症

　　随访：出院后半年余门诊随访患者，患者无明显不适，可做简单家务，活动耐力较差。心脏彩超提示心功能正常，EF 62%。

三、病例讨论

　　心肌炎指由各种原因引起的心肌炎性损伤所导致的心脏功能受损，包括收缩、舒张功能减低和心律失常[1, 2]。病因包括感染、自身免疫疾病和毒素/药物毒性3类，其中感染是最主要的致病原因，病原体以病毒最为常见，包括肠道病毒（尤其是柯萨奇B病毒）、腺病毒、巨细胞病毒、EB病毒和流感病毒等。临床上可以分为急性期、亚急性期和慢性期。急性期一般持续3~5天，主要以病毒侵袭、复制对心肌造成损害为主；亚急性期以免疫反应为主要病理生理改变；少数患者进入慢性期，表现为慢性持续性及突发加重的炎症活动，心肌收缩力减弱、心肌纤维化、心脏扩大[3, 4]。据2015年统计研究报道，心肌炎的总发病率是3%，全球约有354 000人死于心肌炎和心肌病，病死率为4.8/10万。心肌炎是导致2%的婴儿、5%的儿童和5%~12%的年轻运动员心血管死亡的重要原因[5]。

　　既往研究报道，成人不明原因非缺血性扩张型心肌病（dilated cardiomyopathy，DCM）患者中9%~16%活检证实曾患心肌炎；活检证实的心肌炎中有约30%可进展为慢性心肌炎或DCM，后者国外曾报道5年病死率约为

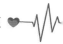

50.0%，国内报道2年病死率为41.2%，5年病死率为80.0%，是导致青壮年心力衰竭或心源性猝死的主要原因之一，也是心脏移植的主要病因[6]。

心肌炎后心肌病属于获得性扩张型心肌病，主要是由于机体免疫炎症反应网络以及该网络决定的由多种细胞因子组成的心脏局部微环境的异常，影响着后续的组织修复过程，最终导致心肌组织的纤维化[7]。心肌炎后心肌病的机制：临床病毒性心肌炎向DCM的演变具有个体差异，且与个体间免疫系统反应的独特性相关联，表现为患者机体免疫炎症反应网络以及该网络决定的由多种细胞因子组成的心脏局部微环境的异常，这也不断影响着后续的组织修复过程，推动着整个病程的发展。同时这2个环节也是相互联系在一起的：病毒的入侵激活了机体的免疫反应，触发了免疫炎症网络；而机体免疫系统的激活也影响着病毒的复制传代，这种交叉影响促使心肌的正常组织结构中胶原纤维过量积聚或胶原成分发生改变[8]。近年来，心肌能量代谢异常促进心肌重构越来越受到关注。透射电子显微镜发现DCM患者心脏中的线粒体排列杂乱无章且体积也较小，说明心肌线粒体代谢异常也是影响功能障碍重要的机制之一。已有研究显示，病毒感染后Toll样受体4的激活可以使Opa-1表达下调，继而引起线粒体动力学失衡和线粒体功能受损，最终促进心肌炎发展为DCM[9]。

心肌炎后心肌病的诊断：有临床心力衰竭症状和体征表现外，首先需要满足2018年中国扩张型心肌病诊断和治疗指南标准，具有心室扩大和心肌收缩功能降低的客观证据：①左室舒张末期内径（LVEDd）＞5.0cm（女性）和LVEDd＞5.5cm（男性）（或大于年龄和体表面积预测值的117%，即预测值的2倍SD+5%）；②LVEF＜45%（Simpsons法），左室短轴缩短率（LVFS）＜25%；③发病时除外高血压、心脏瓣膜病、先天性心脏病或缺血性心脏病[10]。在符合DCM临床诊断标准的基础上，具有以下4项中的1项证据：①存在经心肌活检证实有炎症浸润的病毒性心肌炎病史；②存在心肌炎自然演变为心肌病的病史；③肠道病毒RNA的持续表达或血清免疫学标志物抗心肌自身抗体阳性者；④排除其他因素导致的反复间断性肌钙蛋白轻度升高者[7]。

心肌炎后心肌病的治疗：出现心力衰竭症状的心肌炎后心肌病，基本治疗仍依据心力衰竭指南，改善症状是基本措施，包括利尿剂、血管紧张素转换酶抑制剂/血管紧张素受体阻滞剂/沙库巴曲缬沙坦（ACEI/ARB/ARNI）、β受体阻滞剂、钠-葡萄糖协同转运蛋白2（SGLT2抑制剂）、螺内酯等。然而，心肌炎后心肌病有其特殊病因及发病机制，那么针对病因及发病机制可加用干扰素、免疫治疗、细胞保护治疗、中药黄芪等治疗。若患者出现难治性心力衰竭（对常规内科或介入等方法治疗无效）时，心脏移植是目前唯一已确立的外科治疗方法。

本例患者诊断心肌炎后心肌病，经常规内科方法治疗，患者心功能未恢复，考虑心脏移植是其最终的治疗方法。在等待心脏移植的过程中，患者心力衰竭加重，及时使用VA-ECMO辅助。患者VA-ECMO辅助8天，心功能没有恢复迹象，两次试撤除均失败，考虑ECMO辅助时间越长，并发症风险将大大增加，讨论后予考虑紧急心脏移植。刚好外院有匹配的供体，予携带ECMO转至外院紧急行心脏移植手术。术后患者恢复良好。

由于供体短缺及病情的急速进展，部分心力衰竭患者需要以ECMO作为心脏移植的过渡，为其提供等待的机会。ECMO常用于血流动力学衰竭或严重的双心室功能障碍的患者。ECMO辅助为心脏手术做准备或为心脏移植过渡是它的主要适应证之一。国外多家医院报道[11, 12]，在心脏移植前等待供体期间常规应用机械支持治疗可减少死亡例数，效果较好。

通过本患者的成功经验，我们认为，ECMO支持治疗虽为有创治疗，费用较高，但对于急性心力衰竭，需要等待供体的终末期心脏病心脏移植患者，ECMO可提供安全有效的过渡支持治疗，为挽救患者生命提供宝贵时间，具有重要的实用价值。

（刘　淦）

参考文献

[1]Caforio ALP, Malipiero G, Marcolongo R, et al.Myocarditis: a clinical overview[J].

Curr Cardiol Rep, 2017, 19(7): 63.

[2]Lazaros G, Oikonomou E, Tousoulis D.Established and novel treatment options in acute myocarditis, with or without heart failure[J].Expert Rev Cardiovasc Ther, 2017, 15(1): 25-34.

[3]Pollack A, Kontorovich AR, Fuster V, et al.Viral myocarditis-diagnosis, treatment options, and current controversies[J].Nat Rev Cardiol, 2015, 12(11): 670-680.

[4]Caforio AL, Pankuweit S, Arbustini E, et al.Current state of knowledge on aetiology, diagnosis, management, and therapy of myocarditis: a position statement of the European Society of Cardiology Working Group on Myocardial and Pericardial Diseases[J].Eur Heart J, 2013, 34(33): 2636-2648.

[5]Maron BJ, Udelson JE, Bonow RO, et al.Eligibility and disqualifification recommendations for competitive athletes with cardiovascular abnormalities: Task Force 3: hypertrophic cardiomyopathy, arrhythmogenic right ventricular cardiomyopathy and other cardiomyopathies, and myocarditis: a scientifific statement from the American Heart Association and American College of Cardiology[J].Circulation, 2015, 132(22): E273-E280.

[6]Sagar S, Liu PP, Cooper LT Jr.Myocarditis[J].Lancet, 2012, 379(9817): 738-747.

[7]陈瑞珍.病毒性心肌炎后扩张型心肌病的临床认知[J].临床心血管病杂志, 2022, 38(2): 85-87.

[8]Sorokin L.The impact of the extracellular matrix on inflammation[J].Nat Rev Immunol, 2010, 10(10): 712-723.

[9]Wu B, Li J, Ni H, et al.TLR4 Activation Promotes the Progression of Experimental Autoimmune Myocarditis to Dilated Cardiomyopathy by Inducing Mitochondrial Dynamic Imbalance[J].Oxid Med Cell Longev, 2018, 2018: 3181278.

[10]中华医学会心血管病学分会, 中国心肌炎心肌病协作组.中国扩张型心肌病诊断和治疗指南[J].临床心血管病杂志, 2018, 34(5): 421-434.

[11]Goldman AP, Cassidy J, de Leval M, et al.The waiting game: bridging to paediatric heart transplantation[J].Lancet, 2003, 362(9400): 1967-1970.

[12]F iser WP, Yetman AT, Gunselman RJ, et al.Ped iatric arterio-venous extracorporeal membrane oxygenation(ECMO)as abridge to cardiac transplantation[J].J Heart Lung Transplant, 2003, 22(7): 770-777.

ECMO在鱼精蛋白相关的难治性过敏性休克中的应用

一、病历摘要

患者女性，50岁，身高157cm，体重50.1kg，BMI 20.3。主因"劳累后心慌、气促1年余，加重半年余"于2018年5月22日10∶45入院。

现病史：患者1年余前开始出现劳累后心慌、气促，爬3层楼后即出现，休息5~10分钟可缓解，伴双下肢水肿，无胸闷、胸痛，无发热、咽痛，无晕厥，无咳嗽、咳痰，无眼睑水肿、血尿、泡沫尿，无畏寒、消瘦、食欲缺乏，上述症状反复出现，患者未予重视未就诊。半年前患者自觉上述症状较前加重，活动耐量进行性下降，到当地医院就诊，行心脏彩超提示"风湿性心脏病，二尖瓣狭窄并关闭不全，三尖瓣关闭不全"，建议手术治疗。现患者为进一步诊治至我院，门诊以"风湿性心脏病，二尖瓣狭窄并关闭不全，三尖瓣关闭不全"收入院。自发病以来，患者精神睡眠一般，食欲欠佳，二便正常。

既往史及个人史："胃病"4年余，口服吗丁啉（多潘立酮）、奥美拉唑治疗（具体不详）。既往对海鲜过敏，否认药物过敏史。否认其他特殊病史。

入院查体：体温36.2℃，脉搏67次/分，呼吸20次/分，血压92/67mmHg。神清，自主体位，全身浅表淋巴结未触及，唇甲无发绀，颈静脉无怒张，甲状腺无肿大。双肺呼吸音清，未闻及干、湿啰音。心前区无隆起，无抬举样搏动，未触及震颤，心率82次/分，心律绝对不齐，第一心音强弱不等，心尖部可闻及2/6级收缩期吹风样杂音及舒张期隆隆样杂音。水冲脉、股动脉枪击音（－）。腹软，无压痛及反跳痛，肝、脾未触及，无肿物及包块，Murphy's征（－），移动性浊音（－）。双下肢无水肿。

入院诊断：

风湿性心脏瓣膜病

　　二尖瓣狭窄伴关闭不全

　　三尖瓣关闭不全

　　肺动脉高压

　　心房颤动心功能Ⅲ级

入院后辅助检查：

1．抽血化验

（1）术前

血常规：白细胞计数$6×10^9$/L，中性粒细胞百分比55.2%，血红蛋白116g/L↓，血小板计数$135×10^9$/L。

凝血因子四项：凝血酶时间测定16.9秒，国际标准化比值2.05，活化部分凝血活酶时间42秒，凝血酶原时间测定22.60秒，纤维蛋白原2.95g/L。

血脂四项：低密度脂蛋白胆固醇3.21mmol/L，高密度脂蛋白胆固醇1.10mmol/L，总胆固醇4.63mmol/L，甘油三酯1.58mmol/L。

乙肝五项、丙型肝炎抗体测定、HIV-Ⅰ＋Ⅱ型抗体测定、梅毒二项、甲状腺功能、肝功能、肾功能、血糖、电解质、心肌酶未见明显异常。

（2）术中

动脉血气分析（吸入氧浓度80%）：酸碱度7.46，二氧化碳分压34mmHg，氧分压278mmHg，碳酸氢根24.3mmol/L，碱剩余0.3mmol/L，钠156mmol/L，钾3.7mmol/L，钙1.17mmol/L，乳酸＞15mmol/L。

（3）术后当天

返术后ICU即刻动脉血气分析（吸入氧浓度80%）：酸碱度7.41，二氧化碳分压40mmHg，氧分压107mmHg，碳酸氢根25.4mmol/L，碱剩余0.1mmol/L，钠158mmol/L，钾3.5mmol/L，钙1.27mmol/L，乳酸＞15mmol/L。

血常规：白细胞计数12.8×10^9/L，中性粒细胞百分比62.2%，血红蛋白85g/L↓，血小板计数72×10^9/L。

肝肾功能：肌酐90μmol/L，谷丙转氨酶25U/L，谷转氨酶114U/L，总胆红素33μmol/L，直接胆红素12.4μmol/L，总蛋白45.4g/L，白蛋白29.8g/L。

肌钙蛋白T＞2ng/ml，肌钙蛋白I 10.67ng/ml，N末端B型钠尿肽前体4184pg/ml。

凝血功能：凝血酶时间测定53.1秒，国际标准化比值1.28，活化部分凝血活酶时间80.5秒，凝血酶原时间测定15.7秒，纤维蛋白原1.97g/L，D-二聚体定量2.6mg/L。

2. 入院心电图 提示心房颤动。

3. 胸片 提示心影增大；主动脉影不宽，肺动脉段饱满。右肺透光度减低，两侧肋膈角可见（病例8图1）。

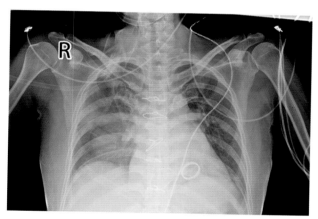

病例8图1 术后胸片，已撤除ECMO、气管插管

4. 术前心脏超声 风湿性心脏病，二尖瓣重度狭窄、中-重度反流（瓣口面积0.9cm^2），主动脉瓣轻度反流，三尖瓣轻度反流，双房扩大（左房$57\text{mm} \times 76\text{mm} \times 76\text{mm}$，右房$42\text{mm} \times 53\text{mm}$），左室整体收缩功能未见异常（EF 52%），心律不齐（心房颤动可能）。

二、诊疗经过

患者入院后完善相关检查，明确诊断，予以呋塞米利尿、瑞舒伐他汀降脂、低分子肝素抗凝等治疗，调整容量状态及心功能，术前行冠状动脉CTA使用碘造影剂后出现躯干散在风团，予氯雷他定口服后完全缓解。经外科讨论及评估，患者有手术指征，无手术禁忌，知情同意后于2018年5月28日在全身麻醉体外循环下行二尖瓣置换（Medtronic 25号双叶机械瓣）＋三尖瓣成形（柏仁思31号）＋房颤射频消融＋左心耳结扎术，术中体外循环时间155分钟，升主动脉阻断117分钟，升主动脉开放后心脏自动复跳，心率80次/分，术中食管超声检查：机械瓣启闭良好，无瓣周漏，三尖瓣无反流，主动脉瓣轻度反流，左右心室收缩正常，顺利脱离体外循环，试验性予鱼精蛋白50mg中和肝素，观察后未见异常，继续予鱼精蛋白50mg，患者迅速血压下降至55～65/40mmHg、末梢氧饱和度由100%下降至90%、气道压由16cmH$_2$O增高至28cmH$_2$O、中心静脉压由3cmH$_2$O增高至8cmH$_2$O，考虑鱼精蛋白过敏反应，予人工正压通气、肾上腺素0.2mg静脉注射后持续静脉泵入［0.03～0.12μg/（kg·min）］、甲泼尼龙500mg静脉滴注、苯海拉明20mg静脉注射、加快补液速度后症状改善不明显，先后加用多巴胺［5～10μg/（kg·min）］、去甲肾上腺素［0.02～0.08μg/（kg·min）］、米力农［0.5～0.6μg/（kg·min）］静脉泵入，血压波动在60～70/45～50mmHg，复查食管超声提示心肌收缩乏力，左室运动不协调，再次肝素化，紧急体外循环转机并行辅助，辅助118分钟后复查心脏超声：心肌收缩乏力，估测EF 28%，肾上腺素［0.05μg/（kg·min）］、去甲肾上腺素［0.03～0.08μg/（kg·min）］、多巴胺［6～9μg/（kg·min）］静脉泵入下血压波动在65～75/48～52mmHg，考虑患者过敏性休克致心肌顿抑引起低心排血量综合征合并心源性肺水肿，无法顺利脱离体外循环，且上述病理改变为可逆性损伤，经家属知情同意后行VA-ECMO循环辅助，术毕返ICU继续监护治疗。患者返回ICU时ECMO辅助（3340转/分，动脉流量3.5升/分，通气量2.5L/min，氧浓度60%），全血凝固时间192秒，未予肝素抗凝，术后1小时引流约200ml（4ml/kg），手术切口及ECMO管口可见渗血，凝血功能异常（见术后化验），严密监测凝血功能情况下输注血浆、冷沉淀、血小板，引流无减少趋势，复查血红蛋白自85g/L降至59g/L，血压波动在80～90/40～50mmHg，急诊行开胸探查术，术中创面广泛渗血，未见确切外科因素相关出血，术毕返ICU。ICU住院期间予镇静镇痛、机械辅助通气、ECMO辅助、维护循环、预防感染、容量管理、抗凝、维护脏器功能、维持内环境稳定、营养支持等综合治疗，病情逐渐稳定，逐渐下调血管活性药物剂量，监测心脏超声提示心功能逐步改善，于2018年6月3日16：53顺利撤除ECMO（累计运行142小时7分），撤除ECMO后去甲肾上腺素［0.03～0.05μg/（kg·min）］及多巴胺［3～5μg/（kg·min）］静脉泵入，循环相对平稳，复查心脏超声估测EF 50%，2018年6月8日顺利撤除气管插管，2018年6月14日转入外科普通病房继续予强心、抗凝、维持内环境稳定、康复治疗，2018年7月7日予以办理出院。

出院诊断：

风湿性心脏瓣膜病

　　二尖瓣狭窄伴关闭不全

　　三尖瓣关闭不全

　　肺动脉高压

　　心房颤动

　　心功能Ⅲ级

过敏性休克

高脂血症

三、病例讨论

鱼精蛋白是一种强碱性多肽，与酸性肝素结合形成中性盐，从而消除了肝素的抗凝特性，主要用于逆转心血管手术后肝素的抗凝作用，在心血管外科手术中发挥重要作用[1]。同时，鱼精蛋白可产生多种免疫和非免疫反应，如直接激活肥大细胞、补体激活和抗体形成，从而导致心肌抑制、心搏骤停、支气管痉挛、肺动脉高压、肺水肿和血管舒张性休克[1]。据文献报道，鱼精蛋白使用相关不良反应在心脏外科手术中的发生率约2.6%[2]，而Kimmel等研究显示，在使用鱼精蛋白后发生严重不良反应的患者中约23.5%在住院期间死亡[1]，过敏性休克是其中的严重不良反应之一。

过敏性休克是一种急性的、可能危及生命的严重过敏反应，由肥大细胞介质突然释放到体循环中迅速引起循环衰竭，使用血管紧张素转化酶抑制剂、利尿剂、β受体阻滞剂、合并心血管疾病是中老年人群过敏性反应死亡的重要危险因素[3, 4]，需要早期诊断、积极干预从而提高存活率。严重过敏反应的诊断主要基于临床诊断。目前，欧洲变态反应与临床免疫学学会（EAACI）2021年指南中仍推荐由美国国立变态反应和感染性疾病研究所与食物过敏及严重过敏反应联盟（NIAID/FAAN）在2006年提出的严重过敏反应诊断标准（病例8图2）[5]。

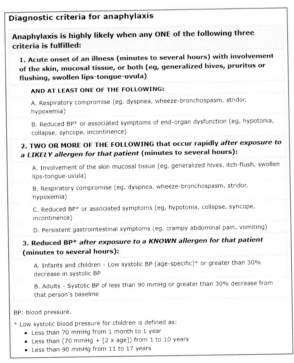

病例8图2　NIAID/FAAN 2006年严重过敏反应诊断标准

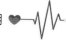

一经诊断，如可能需尽快脱离过敏原，迅速评估患者的循环、呼吸道、意识状态、皮肤黏膜等，加强生命体征监测，保证呼吸道通畅，必要时早期气管插管，早期建立静脉通路及静脉输液，及时给予肾上腺素，必要时给予抗组胺药物及糖皮质激素[5]。对于难治性过敏反应，目前尚无统一定义。2020年一个多学科小组将其定义为，当同时满足以下两个标准，考虑为难治性过敏反应：①予标准剂量肾上腺素和以症状为导向的药物治疗（如静脉快速补液治疗低血压）后仍出现全身性过敏反应；②针对初始过敏反应予三次或更多标准剂量的肾上腺素（或初始予以静脉注射肾上腺素）治疗[6]。目前尚无关于难治性全身性过敏反应最佳治疗的前瞻性研究。如果患者在给予最大剂量肾上腺素和补液治疗后仍持续低血压，应考虑加用另一种血管加压药，如去甲肾上腺素、多巴胺、加压素等[7]。血管麻痹可见于某些难治性全身性过敏反应病例中，目前有病例报告及少量文献支持在重度全身性过敏反应中使用亚甲蓝，主要见于围术期[8-10]。此外，目前已有难治性全身性过敏反应患者接受ECMO的成功救治案例报道[11, 12]。上述病例为中年女性，既往对海鲜过敏，否认药物过敏史，否认哮喘及变应性疾病相关病史，心脏外科围术期发生鱼精蛋白相关的难治性过敏性休克后心肌顿抑，死亡风险极高，经肾上腺素、糖皮质激素、补液等治疗后症状无明显缓解，联用去甲肾上腺素、多巴胺及米力农后早期评估予ECMO辅助而成功救治。近年来，ECMO在临床中的应用越来越多，对于过敏性休克且对传统复苏措施无反应的患者，在具有该技术经验的医疗机构中，应在不可逆缺血性酸中毒发生之前，考虑尽早决定启动ECMO。

（周楚芝　查凤艳）

参考文献

[1]Kimmel SE, Sekeres M, Berlin JA, et al.Mortality and adverse events after protamine administration in patients undergoing cardiopulmonary bypass[J].Anesth

Analg, 2002, 94(6): 1402e8.

[2]Peeters M, Yilmaz A, Vandekerkhof J, et al.Protamine Induced Anaphylactic Shock after Peripheral Vascular Surgery[J].Ann Vasc Surg, 2020, 69: 450.e13–450.e15.

[3]Tejedor–Alonso MA, Farias–Aquino E, Pérez–Fernández E, et al.Relationship Between Anaphylaxis and Use of Beta–Blockers and Angiotensin–Converting Enzyme Inhibitors: A Systematic Review and Meta–Analysis of Observational Studies[J].J Allergy Clin Immunol Pract, 2019, 7(3): 879–897.e5.

[4]Motosue MS, Bellolio MF, Van Houten HK, et al.Risk factors for severe anaphylaxis in the United States[J].Ann Allergy Asthma Immunol, 2017, 119(4): 356–361.

[5]Cardona V, AnsoteguiI J, Ebisawa M, et al.World allergy organization anaphylaxis guidance 2020[J].World Allergy Organ J, 2020, 13(10): 100–472.

[6]Dribin TE, Sampson HA, Camargo CA Jr, et al.Persistent, refractory, and biphasic anaphylaxis: A multidisciplinary Delphi study[J].J Allergy Clin Immunol, 2020, 146(5): 1089–1096.

[7]Campbell RL, Li JT, Nicklas RA, et al.Members of the Joint Task Force；Practice Parameter Workgroup.Emergency department diagnosis and treatment of anaphylaxis: a practice parameter[J].Ann Allergy Asthma Immunol, 2014, 113(6): 599–608.

[8]Zheng F, Barthel G, Collange O, et al.Methylene blue and epinephrine: a synergetic association for anaphylactic shock treatment[J].Crit Care Med, 2013, 41(1): 195–204.

[9]Bauer CS, Vadas P, Kelly KJ.Methylene blue for the treatment of refractory anaphylaxis without hypotension[J].Am J Emerg Med, 2013, 31(1): 264.e3–5.

[10]Hosseinian L, Weiner M, Levin MA, et al.Methylene Blue: Magic Bullet for Vasoplegia？ [J].Anesth Analg, 2016, 122(1): 194–201.

[11]Lafforgue E, Sleth JC, Pluskwa F, et al.Successful extracorporeal resuscitation of a probable perioperative anaphylactic shock due to atracurium[J].Ann Fr Anesth

Reanim, 2005, 24(5): 551–555.

[12]Allen SJ, Gallagher A, Paxton LD.Anaphylaxis to rocuronium[J].Anaesthesia, 2000, 55(12): 1223–1224.

ECMO在应激性心肌病中的应用

一、病历摘要

患者女性，54岁，身高160cm，体重55kg，BMI 21.48。主因"活动后胸闷气促1个月余"于2019年6月10日15：40入院。

现病史： 患者2019年5月10日开始出现活动后胸闷、气促，爬2层楼梯时气促明显，休息后可缓解，无胸痛、心悸，无咳嗽、咳痰，无夜间端坐呼吸，无头晕、头痛，2019年6月4日至深圳市某人民医院就诊，查N末端B型钠尿肽前体2689pg/ml，心电图示：心房颤动伴快速心室率，心脏彩超示：风湿性联合心脏瓣膜病，左心、右房扩大，二尖瓣轻中度狭窄伴中度关闭不全，主动脉瓣重度关闭不全，三尖瓣重度关闭不全，予抗凝、利尿、补钾等治疗，症状无明显改善，为求进一步治疗就诊我院，门诊拟"心脏瓣膜病"收入我院。起病以来，患者精神、睡眠、胃纳可，近期体重无明显改变，大小便如常。

既往史及个人史： 既往近4年有下肢乏力、左侧膝关节疼痛，未就诊。否认其他特殊病史。

入院查体： 体温36.5℃，脉搏108次/分，呼吸21次/分，血压108/67mmHg。神志清楚，颈静脉无充盈。双肺呼吸音清，未闻及干湿啰音。心前区无隆起，未见异常搏动，触诊心尖冲动正常，无震颤，无心包摩擦感，叩诊心浊音界向左扩大，听诊心率114次/分，心律绝对不规则，S1强弱不等，无额外心音，主动脉瓣听诊区闻及3/6级舒张期杂音，二尖瓣区闻及3~4/6级病理杂音，无心包摩擦音。腹软，无压痛、反跳痛，肠鸣音正常。四肢末梢暖，双下肢不肿。

入院诊断：

风湿性心脏病

　　主动脉瓣重度关闭不全

　　二尖瓣狭窄伴有关闭不全

　　三尖瓣重度关闭不全

　　左心室扩大

　　心房颤动

　　心功能Ⅲ级

入院后辅助检查：

1. 抽血化验

（1）术前

动脉血气分析：酸碱度7.45，氧分压87mmHg，二氧化碳分压42mmHg，乳酸1.6mmol/L，碱剩余4.4mmol/L，实际碳酸氢根29.2mmol/L，标准碳酸氢根28.3mmol/L，钠139mmol/L，钾3.8mmol/L。

血常规：白细胞计数3.06×10^9/L，中性粒细胞百分比67.4%，血红蛋白141g/L，血小板计数141×10^9/L。

肾功能：肌酐87μmol/L，余项目正常。

高敏肌钙蛋白I 0.02ng/ml，高敏肌钙蛋白T 0.019ng/ml。N末端B型钠尿肽前体1911pg/ml↑。

凝血功能：凝血酶原时间测定23.00秒↑，国际标准化比值2.07↑，活化部分凝血活酶时间64.7秒↑。2019年6月13日术前复查凝血功能：凝血酶原时间测定14.7秒↑，国际标准化比值1.18↑，活化部分凝血活酶时间53.6秒↑。

肝功能、电解质四项、血糖、血脂、甲状腺功能、乙肝五项＋丙肝、艾滋、梅毒四项等结果正常。

（2）术后

术后ICU返室即刻动脉血气分析（吸入氧浓度80%）：酸碱度7.41，氧分压322mmHg，二氧化碳分压36mmHg，碳酸氢根22.8mmol/L，碱剩余−1.5mmol/L，钾4.2mmol/L，钠141mmol/L，钙1.41mmol/L，葡萄糖5.1mmol/L，

乳酸1.1mmol/L。

术后1小时动脉血气分析（吸入氧浓度60%）：酸碱度7.37，氧分压198mmHg，二氧化碳分压38mmHg，碳酸氢根22.7mmol/L，碱剩余–2.9mmol/L，钾4.1mmol/L，钠142mmol/L，钙1.39mmol/L，葡萄糖6.1mmol/L，乳酸1.2mmol/L。

术后4.5小时动脉血气分析（吸入氧浓度60%）：酸碱度7.26，氧分压196mmHg，二氧化碳分压41mmHg，碳酸氢根18.4mmol/L，碱剩余–8.2mmol/L，钾3.8mmol/L，钠141mmol/L，钙1.23mmol/L，葡萄糖7.2mmol/L，乳酸2.6mmol/L。

术后5.5小时动脉血气分析（吸入氧浓度60%）：酸碱度7.33，氧分压231mmHg，二氧化碳分压37mmHg，碳酸氢根19.5mmol/L，碱剩余–5.9mmol/L，钾3.8mmol/L，钠144mmol/L，钙1.15mmol/L，葡萄糖8.8mmol/L，乳酸5.1mmol/L。

术后18小时动脉血气分析（吸入氧浓度50%）：酸碱度7.52，氧分压216mmHg，二氧化碳分压36mmHg，碳酸氢根29.4mmol/L，碱剩余–6.2mmol/L，钾离子4.4mmol/L，钠153mmol/L，钙1.09mmol/L，葡萄糖12.1mmol/L，乳酸＞15mmol/L。

2. 心电图 提示心房颤动，左心室肥大可能（病例9图1）。

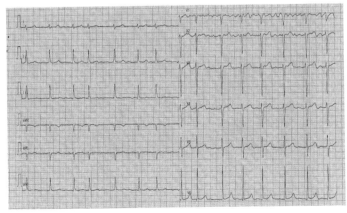

病例9图1 入院后心电图

3．术前心脏超声（病例9图2）　二尖瓣增厚、回声增强，瓣下腱索增粗，瓣叶交界粘连、开放稍受限，瓣口面积1.6cm²（二维法），主动脉瓣局部增厚、回声稍强，开放尚可，闭合不拢；双房显著扩大（左心房50mm×72mm×100mm，右心房50mm×73mm），左室扩大（舒张末前后径56mm），左室间隔厚度11mm，后壁厚度10mm，右室不大，心腔内未见血栓回声，心包见液性暗区，左室后壁7mm，右房顶部11mm。多普勒检查：二尖瓣前向血流增快，峰速1.8m/s，峰压差12mmHg；中度反流，主动脉瓣中–重度反流，三尖瓣中–重度反流，估测肺动脉收缩压34mmHg；心功能：室壁运动协调（EF 50%）。

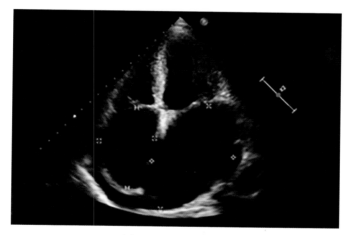

病例9图2　心脏超声

4．冠状动脉造影　冠状动脉无狭窄–阻塞性病变。

二、诊疗经过

患者入院后完善相关检查，明确诊断，予地高辛强心、呋塞米利尿、低分子肝素抗凝、补钾等处理，调整心功能及容量状态，经外科医师讨论及评估后，患者有手术指征，无绝对手术禁忌，于2019年6月14日在全身麻醉体外循环下行二尖瓣置换（SJM MASTERS 29mm二叶机械瓣）＋主动脉瓣置换（SJM REGENT 21mm二叶机械瓣）＋三尖瓣成形＋左房折叠＋心表临时起搏导线安置术。

术中体外循环时间242分钟，升主动脉阻断时间193分钟，转中平均动脉压68～75mmHg，升主动脉开放后心脏自动复跳，心率95次/分，顺利脱离体外循环，术中食管超声监测：心脏收缩可，瓣架固定，瓣叶活动良好，三尖瓣轻度反流，未见瓣周漏，术后返ICU监护治疗。患者入ICU时多巴酚丁胺［2μg/（kg·min）］静脉泵入，血压113/67mmHg，心率93次/分（房颤律），中心静脉压7mmHg，气管插管接呼吸机辅助通气，末梢氧饱和度100%，入室动脉血气分析满意（见术后抽血化验），返室1小时后逐渐出现心率增快至123～135次/分（房颤律），血压低至75/45mmHg，中心静脉压增至11mmHg，引流量10～20ml/h，床旁超声示：左室心尖段及部分中段运动减弱，基底段运动增强，左室流出道通畅，估测EF 28%，未见心包积液，予停用多巴酚丁胺，加用胺碘酮、去甲肾上腺素［0.08～0.1μg/（kg·min）］、肾上腺素［0.1μg/（kg·min）］静脉泵入，心率波动在130～135次/分（房颤律），血压波动在85～98/40～55mmHg，急查肌钙蛋白I 19ng/ml，动脉血气分析（术后4.5小时）提示失代偿性代谢性酸中毒、乳酸2.3mmol/L（见术后抽血化验），床旁心电图较术前无动态演变（病例9图3），术后5小时顺利置入IABP辅助、漂浮导管监测血流动力学，监测平均肺动脉压力20～37mmHg，心脏指数1.5～1.8L/（min·m²），复查动脉血气分析（术后5.5小时）提示代谢性酸中毒改善、乳酸呈升高趋势（见术后抽血化验），予镇静镇痛减少氧耗、调整容量状态、加用垂体后叶素静脉泵入（1.5～2.5U/h）、米力农静脉泵入［0.4μg/（kg·min）］静脉泵入、预防感染、补钾、纠正代谢性酸中毒等治疗，患者心率波动在94～99次/分，血压波动在92～105/66～78mmHg，逐渐减停垂体后叶素。2019年6月15日10：35（术后18小时）患者突发心室颤动，血压降至58/33mmHg，予心外按压、非同步电除颤1次、调整心外膜临时起搏器参数为90次/分起搏后，血压波动在81～107/53～68mmHg［米力农0.4μg/（kg·min），去甲肾上腺素0.12μg/（kg·min）、肾上腺素0.12μg/（kg·min）］，动脉血气分析：乳酸＞15mmol/L（见术后抽血化验），紧急行VA-ECMO置入，继续予镇静镇痛、呼吸机辅助通气、逐渐下

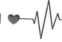

调肾上腺素及去甲肾上腺素静脉泵入剂量、预防感染、容量管理、抗凝、调节内环境紊乱、营养支持等治疗，患者循环逐渐稳定，监测肌钙蛋白I呈迅速下降趋势（病例9图4），床旁心脏超声示左室心尖段及中段运动减弱，收缩欠协调，左室流出道通畅，估测EF 23%～28%。2019年6月19日（术后5天）患者血压波动在110～120/58～62mmHg［多巴胺2μg/（kg·min）］，心率90次/分（窦性心律），下调ECMO参数后复查床旁心脏超声示：二尖瓣及主动脉瓣位机械瓣置换术后，瓣叶活动未见异常，双房扩大，左室轻大（舒张末前后径51mm），左室心尖段及部分中段运动稍减弱，左室流出道通畅，三尖瓣轻度反流，左室整体收缩功能下降（估测EF 40%），顺利撤除ECMO（累计运行95小时2分钟），撤除ECMO后继续IABP辅助，加用去甲肾上腺素［0.02～0.07μg/（kg·min）］静脉泵入，血压波动在96～106/40～44mmHg。患者经充分呼吸锻炼及评估后于2019年6月24日（术后10天）拔除气管插管。

　　2019年6月25日（术后11天）复查心脏超声：左室壁整体收缩功能可，估测LVEF 46%，予撤除IABP导管（累计辅助11天）。2019年6月27日（术后13天）转回外科普通病房继续予强心、利尿、抗凝、营养支持及术后康复治疗，2019年7月19日患者无特殊不适，予带药出院。

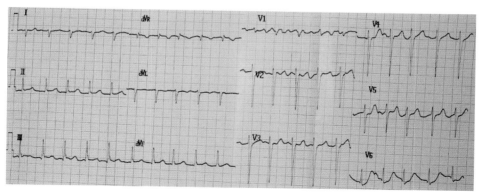

病例9图3　术后当日心电图

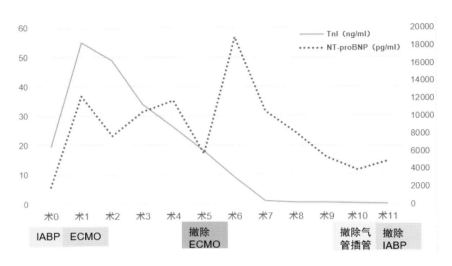

病例9图4　术后肌钙蛋白I及N末端B型钠尿肽前体变化趋势

出院诊断：

风湿性心脏病

　　主动脉瓣重度关闭不全

　　二尖瓣狭窄伴有关闭不全

　　三尖瓣重度关闭不全

　　左心室扩大

　　心房颤动

　　心功能Ⅲ级

应激性心肌病

　　心源性休克

　　心室颤动

三、病例讨论

应激性心肌病（SCM）由日本学者在1990年首次提出，又称心尖球形综合征、章鱼壶心肌病、心碎综合征，是一种以心室短暂性局部收缩功能障碍为特征的急性可逆性心肌损伤疾病，好发于绝经期女性[1]。其发病机制尚不完全清楚，目前认为与脑—心轴及交感—肾上腺系统异常激活导致的血中儿茶酚胺急剧升高、更年期雌激素缺乏、感染、冠状动脉血管功能障碍等有关[2]。其临床表现呈非特异性，典型症状为急性胸痛、呼吸困难、晕厥，严重者可出现心源性休克、心律失常、甚至心搏骤停等。心电图表现最常见的异常是ST段抬高、T波倒置和左束支传导阻滞。心肌酶通常升高，峰值低于急性心肌梗死患者，一般在发病早期升高且降至正常水平相对较快。血清脑钠肽水平显著升高，其水平与室壁运动异常程度相关，通常高于急性冠脉综合征患者。超声心动图的典型表现为急性期左心室心尖段及中间段室壁运动异常，基底段室壁运动亢进，心尖部出现气球样改变，左心室射血分数多降低；恢复期时，左心室室壁运动及射血分数均可恢复正常。冠状动脉造影和左心室造影是区分SCM与急性冠脉综合征的金标准。

本例患者为绝经后女性，术前冠状动脉造影未见异常，在经历围术期应激后出现心源性休克、心室颤动，心电图胸前导联T波改变，心肌酶、N末端B型钠尿肽前体升高，心脏超声提示室间隔心尖段及部分中段运动减弱，基底段运动增强，左室射血分数减低，Inter-TAK诊断评分[3]为50分（女性-25分，生理应激-13分，无ST段压低-12分），无感染性心肌炎及嗜铬细胞瘤证据，经治疗后2周内室壁运动异常及收缩功能恢复正常，按2008年修订的SCM梅奥临床诊断标准[4]，该患者可诊断为SCM。

欧洲心脏病学会将SCM分为原发性和继发性两个亚型[5]，前者主要包括出现急性冠脉综合征症状的患者，通常由情绪或身体应激引起；后者发病主要由各种医疗活动和外科手术引起，围术期SCM属于后者。根据文献报道，3%～23%的SCM发生于围术期，包括接受全身麻醉后无意识状态的患者，围术期SCM总的发生率约为1/6700[6]。围术期应激反应是一个复杂的神经内分泌代谢和炎症免疫过程[7]。Agarwal等[8]研究发现，围术期的许多因素会促进炎症介质释放，炎症介质的过度表达及免疫抑制导致应激性儿茶酚胺释放，引发SCM。

SCM既往常被认为是一种良性综合征，但近年来研究表明，其院内死亡率和并发症发生率均较高。住院治疗的主要目标是生命支持治疗，并尽量减少康复期间的并发症，而心源性休克是SCM的严重并发症之一，据不同文献报道，死亡率可高达17%~30%[9]，目前尚无SCM导致心源性休克的诊疗指南。一般认为，对于SCM导致心源性休克的患者，需根据是否存在左心室流出道梗阻（LVOTO）制订不同的治疗方案。无LVOTO的患者，通过减少左心室前负荷及增加心肌收缩力有可能改善血流动力学，部分学者认为，可在严密监测心脏超声下使用多巴胺、多巴酚丁胺以增加心排血量[10]，若用药期间出现LVOTO，则减小药物剂量甚至停用；左西孟旦是钙离子增敏剂，可应用于重度心力衰竭及心源性休克者，临床研究显示其可加快SCM恢复，但尚存在一定争议[11]。存在LVOTO的SCM导致心源性休克患者，应停用儿茶酚胺类正性肌力药物，慎用硝酸甘油及利尿剂，可能加重梗阻；小剂量短效β受体阻断剂可能减轻LVOTO，但对伴有左心室射血分数减低、心动过缓、低血压的患者应慎用，必要时可予小剂量血管升压药；如药物治疗效果不佳，则应尽快使用心脏辅助装置。SCM导致心源性休克时常用的心脏辅助装置有体外膜肺氧合（ECMO）、左心辅助装置（LVAD）、主动脉内球囊反搏（IABP）等，2016年ESC专家共识推荐体外膜肺氧合、左心辅助装置作为SCM合并心源性休克的首选器械治疗[9]。上述病例为绝经后女性，心脏外科围术期出现SCM导致心源性休克、心室颤动，床旁超声提示无LVOTO表现，早期置入漂浮导管加强血流动力学监测，药物疗效欠佳，早期积极予IABP辅助及ECMO辅助，同时加强容量管理、抗凝管理及对症支持治疗，动态监测心肌酶及N末端B型钠尿肽前体呈进行性下降，心脏超声评估心脏收缩功能逐步改善，逐步撤除ECMO及IABP，顺利好转出院。对于应激性心肌病早期出现心源性休克、恶性心律失常，经优化容量管理、正性肌力药物及血管加压药物治疗后，仍有症状或终末器官灌注不足的表现的患者，有创监测（如漂浮导管）有助于评估血流动力学状态，早期机械循环支持（如IABP、ECMO）对疾病良好转归可能有益。近年来，尽管临床工作者对SCM的认识日益加深，但仍缺乏大规模随机对照研究支持具体诊疗措施的有效性，目前文献多为案例报道，其发病机制及临床诊疗管理仍需进一步探索。

（周楚芝　查凤艳）

参考文献

[1]Sato H, Tateishi H, Dote K, et al.Tako-Tsubo like left ventricular dysfunction due to multivessel coronary spasm[M]//Kodama K, Haze K, Hori M.Clinical aspectsof myocardial injury: From ischemia to heart failure.Tokyo: Tokio Kagakuhyoronsha Publ Co, 1990: 56-64.

[2]Templin C, Hanggi J, Klein C, et al.Altered limbic and autonomic processing supports brain-heart axis in Takotsubo syndrome[J].Eur Heart J, 2019, 40(15): 1183-1187.

[3]Ghadri JR, Wittstein IS, Prasad A, et al.International Expert Consensus Document on Takotsubo Syndrome(Part Ⅱ): Diagnostic Workup, Outcome, and Management[J].Eur Heart J, 2018, 39(22): 2047-2062.

[4]Prasad A, Lerman A, Rihal CS.Apical ballooning syndrome(Tako-Tsubo or stress cardiomyopathy): a mimic of acute myocardial infarction[J].Am Heart J, 2008, 155(3): 408-417.

[5]Lyon AR, Bossone E, Schneider B, et al.Current state of knowledge on Takotsubo syndrome: A position statement from the taskforce on Takotsubo syndrome of the heart failure Association of the European Society of Cardiology[J].Eur J Heart Fail, 2016, 18(1): 8-27.

[6]Hessel EA.Takotsubo cardiomyopathy and its relevance to anesthesiology: A narrative review[J].Can J Anaesth, 2016, 63(9): 1059-1074.

[7]Cusack B, Buggy DJ.Anaesthesia, analgesia, and the surgical stress response[J]. BJA Educ, 2020, 20(9): 321-328.

[8]Agarwal S, Bean MG, Hata JS, et al.Perioperative Takotsubo cardiomyopathy: A systematic review of published cases[J].Semin Cardiothorac Vasc Anesth, 2017, 21(4): 277-290.

[9]Lyon AR, Bossone E, Schneider B, et al.Current state of knowledge on Takotsubo

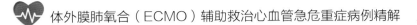

syndrome: a Position Statement from theTaskforce on Takotsubo Syndrome of the Heart Failure Associationof the European Society of Cardiology[J].Eur J Heart Fail, 2016, 18(1): 8–27.

[10]Medina DE, Chazal H, Del Buono MG, et al.Stress cardiomyopathy diagnosis and treatment: JACC state—of–the–art review[J].J Am Coll Cardiol, 2018, 72(16): 1955–1971.

[11]Finsterer J, Stollberger C.Beneficiality of levosimendan for Takotsubo syndrome remains uncertain[J].Ann Transl Med, 2019, 7(5): 109.

ECMO在主动脉夹层术后肺动脉栓塞中的应用

一、病历摘要

患者男性，47岁，身高169cm，体重77kg，BMI 26.96。主因"降主动脉支架置入术后5年，突发头晕、呕吐半天"于2020年8月3日16：18入院。

现病史： 患者5年前因"B型主动脉夹层"在外院行主动脉覆膜支架置入＋左锁骨下动脉支架置入术，具体不详。4年前外院CT发现主动脉覆膜支架内漏，未予特殊处理。昨日突发头晕、恶心、呕吐不适，伴下肢乏力，无明显胸背痛、腹胀、腹痛、发热、晕厥等不适，遂由家人送至我院急诊就诊。急诊查心脏彩超提示：主动脉根部瘤，主动脉瓣中重度反流，降主动脉腹主动脉扩张。主动脉CTA提示主动脉根部瘤，主动脉支架内漏，右髂内外动脉右股动脉闭塞。急诊予积极控制血压、心率等对症治疗。为求手术治疗，急诊拟"主动脉根部瘤、主动脉支架内漏"收入外科。自起病以来，患者精神、睡眠可，大小便如常。

既往史及个人史： 高血压5年，吸烟史多年。

入院查体： 体温36.5℃，脉搏57次/分，呼吸20次/分，血压103/60mmHg。神志清晰，口唇无发绀，无颈静脉怒张。双肺呼吸音粗，两肺啰音未闻及。心率57次/分，心律齐，右侧2肋间舒张期杂音2级。腹部平坦，腹软无压痛，肝脏未触及，肝颈静脉回流征阴性。下肢无水肿。

入院诊断：

主动脉根部瘤

降主动脉假性动脉瘤

胸主动脉支架置入术后内漏

主动脉瓣中重度关闭不全

左室扩大

心功能Ⅱ级（NYHA分级）

高血压

腔隙性脑梗死

入院后辅助检查：

1. 抽血化验

血常规：白细胞计数6.47×10^9/L，中性粒细胞百分比64.2%，血红蛋白124g/L↓，血小板计数110×10^9/L↓。

血生化：谷丙转氨酶11U/L，谷草转氨酶11U/L，肌酐97μmol/L，肝肾功能正常，血电解质未见异常。

凝血功能检测：凝血酶原时间测定16.8秒↑，国际化标准比值1.39↑，纤维蛋白原1.33g/L↓，活化部分凝血活酶时间43.6秒↑，凝血酶时间测定17.3秒，D-二聚体＞20mg/L↑，纤维蛋白（原）降解产物测定96.3μg/ml↑，抗凝血酶Ⅲ活性测定94%。

血沉、超敏C反应蛋白、丙肝、艾滋、梅毒＋乙肝两对半、N末端B型钠尿肽前体、降钙素原等化验结果未见异常。

2. 心电图　心房颤动（病例10图1）。

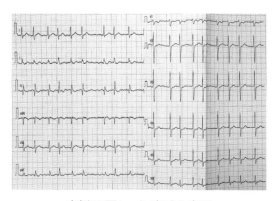

病例10图1　入院后心电图

3．心脏超声检查　升主动脉径36mm，窦部前后径63mm，左房34mm，左室舒张末期前后径59mm，间隔厚度12mm，后壁厚度11mm，LVEF 60%，提示降主动脉覆膜支架术后残余分流可能，主动脉根部瘤形成，主动脉瓣中-重度反流，降主动脉、腹主动脉扩张，左右室整体及局部收缩功能未见异常。

4．胸腹髂主动脉增强CTA检查　主动脉窦部瘤样扩张（径约60mm），主动脉弓、降主动脉见支架影，近端贴壁差，支架外见大量高密度造影剂影及少量低密度血栓影，支架以远至腹主动脉、右侧髂动脉见双腔征及内膜片，真腔小，假腔大，假腔密度低于真腔，腹主动脉、髂动脉假腔内低密度血栓形成，右侧髂内动脉、髂外动脉闭塞，右侧股动脉闭塞，右肾动脉起自假腔、右肾灌注极差，左肺下叶部分膨胀不全。

5．冠状动脉CTA检查　冠状动脉呈左优势型，冠状动脉少许粥样硬化，所见节段未见有意义的狭窄。

二、诊疗经过

1．术前准备及手术情况　入院后完善相关化验检查，监测生命体征，予控制血压、心率、利尿补钾、改善心功能等对症支持治疗，限期手术。2020年8月12日患者在全身麻醉体外循环下行"Bentall'S＋全主动脉弓人工血管置换＋象鼻支架植入手术"，术中见淡黄色心包积液，主动脉根部显著扩张，直径约55mm，升主动脉扩张，直径约40mm，剪开主动脉见主动脉瓣三叶，瓣叶薄，瓣环扩张，关闭不全。降主动脉夹层形成并瘤样扩张，可见分支覆膜支架，夹层累及左锁骨下动脉，升主动脉及无名动脉、左颈总动脉未受夹层累及。剪除主动脉瓣叶及升主动脉，用25号ATS机械瓣及28号人工血管行根部替换，并移植左右冠状动脉于人工血管上。修剪覆膜支架，在胸降主动脉真腔置入MicroPort CRONUS 28mm×120mm人工支架血管一枚封闭破口，用28号四分叉人工血管替换升主动脉、主动脉弓，四分叉血管主干远端与人工支架血管行端-端吻合。体外循环191分钟，升主动脉阻断时间114分钟，停循环时间18分钟，后并行循环时间77分钟。术中应用氨甲环酸2g/h泵入（共计11g），输注机余血700ml，洗涤红细胞1891ml，冷沉淀30U，红细胞悬液2U，血浆450ml，人凝血酶原复合物800U。

2．术后诊疗经过

（1）伤口引流量较多

2020年8月12日手术当天：患者返室引流量较多伴伤口渗血，静脉泵入多巴胺维持循环平稳，中心静脉压10～14mmHg，氧合情况可（氧合指数＞250），床旁心脏彩超提示：左室射血分数40%、二三尖瓣轻度反流、肺动脉收缩压估测34mmHg，胸片提示少量双侧胸腔积液；手术当天10小时引流量共890ml，血红蛋白69g/L，血小板计数25×10⁹/L，凝血功能：凝血酶原时间测定15.40秒↑、国际标准化比值1.24↑、活化部分凝血活酶时间53.0秒↑、D–二聚体定量4.1mg/L↑，鱼精蛋白中和肝素，氨甲苯酸0.2g，酚磺乙胺0.5g止血，补充人纤维蛋白原1g、人凝血酶原复合物400U、血浆450ml、血小板2个治疗量、冷沉淀10U、红细胞悬液2U，术当10小时尿量460ml。

2020年8月13日术后第1天：心房颤动伴快心室率140bpm，予可达龙（盐酸胺碘酮）抗心律失常，22∶50心率下降至40bpm，伴随血压下降至79/46mmHg、血氧饱和度下降至94%，停胺碘酮静脉泵入，予多巴胺＋肾上腺素静脉泵入维持循环，循环改善，中心静脉压12mmHg，氧合情况尚可（氧合指数200～300mmHg），一氧化氮3ppm吸入，床旁心脏彩超提示：左室射血分数40%；血红蛋白69g/L↓，血小板计数55×10⁹/L，凝血功能：凝血酶原时间测定14.10秒↑、国际标准化比值1.11↑、活化部分凝血活酶时间44.1秒，早期氨甲苯酸0.2g，酚磺乙胺1g止血，按需补充血浆400ml、血小板1个治疗量、冷沉淀10U、红细胞悬液1.5U，引流量呈减少趋势，24小时引流量共195ml，暂未予华法林抗凝，肾功能不全，肌酐169μmol/L，利尿剂泵入及新活素泵入情况下无尿，开始CRRT辅助。

（2）术后出现肺动脉栓塞

2020年8月14日术后第2天：多巴胺4μg/（kg·min）＋去甲肾上腺素0.04～0.08μg/（kg·min）静脉泵入维持循环，房颤律130bpm，血压85～115/45～60mmHg，其中中心静脉压由14mmHg升至20mmHg，氧化情况变差，血黏中等量痰，血氧饱和度由98%下降至80%，吸入氧浓度由65%逐渐升高至100%，一氧化氮吸入由8ppm升至20ppm，充分镇静、镇痛及肌松以减少氧耗，呼吸机模式pc-BIPAP（吸入氧浓度100%、RR 13次/分、VT 620ml、PEEP 6cmH$_2$O），复查动脉血气分析提示：氧分压50～55mmHg、二氧化碳分压38～40mmHg、酸碱度7.39～7.41、未见酸碱平衡紊乱、乳酸6.2mmol/L，顽固性低氧血症难以纠正，抢救性治疗的同时床旁积极查找病因。

拟诊讨论：肺动脉栓塞：考虑急性肺栓塞导致肺动脉管腔阻塞，血流减少或中断，引起不同程度的血流动力学和气体交换障碍，重者因肺血管阻力突然增加，肺动脉压升高，进而导致右心室衰竭，以及严重的低氧血症。支持点：严重的低氧血症，血流动力学不稳定，辅助检查中凝血功能提示：D-二聚体定量异常升高：5.78～8.22mg/L，床旁胸片提示：肺纹理较前稀疏纤细、间接反映肺缺血征象（病例10图2），床旁心电图提示：电轴右偏、可见SIQⅢTⅢ（病例10图3），床旁心脏超声提示：三尖瓣重度反流、估测肺动脉收缩压41mmHg、右心扩大（病例10图4、病例10图5），床旁下肢血管超声提示：左侧胫后静脉血栓，临床怀疑急性肺动脉栓塞，但外出行肺动脉CTA、肺动脉造影等检查风险极高。参考《急性肺栓塞诊断与治疗中国专家共识（2015）》[1]，肺栓塞临床可能性评估，Wells评分：心率＞100bpm（1.5分），过去4周内有手术或制动史（1.5分），咯血（血痰1分），DVT临床表现（3分），其他鉴别诊断的可能性低于肺栓塞（3分），得分总和为10分＞7分，提示高度可能。

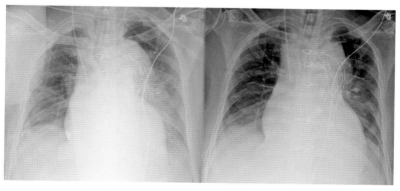

病例10图2　术后当天胸片与术后第2天胸片对比

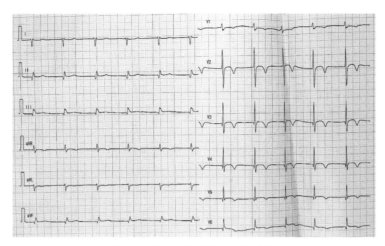

病例10图3　术后第2天心电图

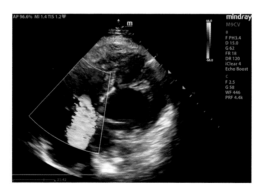

病例10图4　三尖瓣大量反流

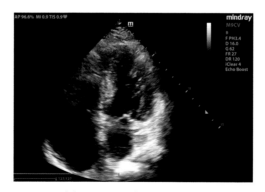

病例10图5　右心扩大超声

鉴别诊断：①重症肺炎：患者术后呼吸机辅助情况下，出现呼吸衰竭、顽固性低氧血症，需考虑重症肺炎可能，但是患者无高热，白细胞计数等炎症指标无显著升高，胸片等影像学检查未见大片肺不张、多发斑片状渗出影等表现，考虑重症肺炎可能性不大；②急性呼吸窘迫综合征（ARDS）：患者大血管术后出现顽固性低氧血症，需警惕ARDS可能，但胸片未见弥漫性两肺浸润影，且该患者存在右心扩大、右心功能不全的证据，考虑ARDS可能性不大；③张力性气胸：患者出现循环波动，顽固性低氧血症难以纠正，需警惕张力性气胸可能，但床旁胸片不符合。

临床诊断急性肺动脉栓塞，根据肺栓塞严重指数PESI危险分层为高危肺栓塞，在呼吸机支持、强心、降低肺动脉阻力、充分镇静镇痛降低氧耗等治疗情况下，重症低氧血症难以纠正，血乳酸有升高趋势，临床改善不明显。考虑再灌注治疗，但是患者大血管术后，术中止血困难，术后伤口渗血量较大，血小板$<50 \times 10^9$/L，溶栓、介入及外科切开取栓等治疗出血风险高危，经过团队讨论，在肺栓塞急性期，采取积极的呼吸循环支持策略，拟ECMO辅助肺功能改善氧供，同时血管活性药物调整下循环可趋于平稳。治疗上予肝素静脉泵入抗凝，维持全血凝固时间200秒左右，维持活化部分凝血活酶时间1.5～2倍，2020年8月14日2：40予床旁紧急V-V ECMO，设置转速2500转/分、流量3L/min、给氧浓度70%，患者氧化情况逐渐改善，氧合指数≥200，中心静脉压逐渐下降至12～13mmHg。在V-V ECMO机械辅助改善氧供同时，肝素、华法林抗凝，波生坦口服、伊洛前列素吸入降肺动脉压等治疗，积极评估介入/外科切开取栓等手术时机。

血红蛋白82g/L，血小板计数43×10^9/L，凝血功能：凝血酶原时间测定15.90秒↑，国际标准化比值1.29，纤维蛋白原3.16g/L，活化部分凝血活酶时间39.4秒，D-二聚体定量5.78mg/L，补充血小板1个治疗量、红细胞悬液1.5U，伤口渗血逐步改善，引流量减少趋势。

2020年8月15日术后第3天及此后时间：予对症支持、抗凝等治疗后症状缓解，暂停ECMO 1小时后血流动力学及呼吸稳定，于2020年8月21日（术后第9天）撤除ECMO，ECMO共运行172分钟，继续肝素抗凝，维持全血凝固时间180～200秒，过渡至华法林抗凝。2020年8月21日顺利撤除呼吸机。

（3）其他情况

1）反复静脉血栓形成：2020年8月14日左胫后静脉血栓，2020年8月17日超声提示左侧小腿肌间静脉血栓形成，2020年8月23日超声提示右侧锁骨下静脉留置深静脉导管处血栓形成，2020年8月24日超声提示双侧锁骨下静脉血栓形成，2020年8月27日颈部血管超声提示右颈内静脉血栓形成，肝素＋华法林抗凝治疗。

2）外周血管假性动脉瘤：2020年8月26日超声提示左侧锁骨下动脉出现新发假性动脉瘤，大小约27mm×19mm，其后动态复查超声提示假性动脉瘤增大趋势，予请血管外科会诊，考虑患者有手术指征，于2020年9月7日在手术室局部麻醉＋强化下行左侧锁骨下动脉造影＋锁骨下动脉分支弹簧圈栓塞术，术后返回ICU继续治疗，术后复查超声提示假性动脉瘤体积较前缩小。2020年9月8日颈部血管超声提示：左侧颈总动脉中段假性动脉瘤形成，大小约32mm×20mm，予局部压迫治疗，2020年9月10日复查超声提示颈总动脉假性动脉瘤较前缩小。

3）心律失常：2020年8月14日患者出现快速型心房颤动，最高心室律140bpm，伴有长间歇出现，最大1.7秒，反复调试临时起搏器，见起搏信号后有心室起搏。其后患者反复发作快速型心房颤动，伴有R-R长间歇，最长间歇可至2.39～3秒，临时心外膜起搏器运作不良，予加用肾上腺素、异丙肾上腺素静脉泵入维持窦房结兴奋性，并补充电解质、补充血容量等治疗，继续监测心率/心律变化，后患者心律转复为正常窦性心律。

4）肾功能不全：患者存在急性肾损伤，尿少、利尿效果不佳、肌酐升高趋势，术后24小时内启动CRRT治疗，合并心包积液、胸腔积液等多浆膜腔积液，经补充白蛋白提高胶体渗透压、胸腔穿刺引流、适当脱水等治疗后，患者肾功能逐渐恢复，浆膜腔积液量减少。

5）感染情况：患者术后出现肺部感染，先后予特治星（注射用哌拉西林钠他唑巴坦钠）、美平（注射用美罗培南）、万古霉素、卡泊芬净、阿米卡星、莫西沙星等抗感染治疗，患者未再出现发热，炎症指标控制良好。

6）肝功能不全：患者术后肝功能异常，生化：谷丙转氨酶907U/L↑，谷

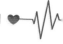

草转氨酶319U/L↑，总胆红素792.3μmol/L↑，直接胆红素634.2μmol/L↑，间接胆红素158.1μmol/L↑，胆红素及肝酶升高，予护肝药物治疗、间断血液灌流治疗后，肝功能下降至正常。

预后转归：患者病情危重复杂，合并症较多，经积极救治，2020年10月9日转入外科普通病房，2020年10月26日出院。

出院诊断：

主动脉根部瘤

降主动脉假性动脉瘤

胸主动脉支架置入术后内漏

非风湿性主动脉瓣关闭不全（重度）

左室扩大

心功能Ⅱ级（NYHA分级）

高血压

心律失常

　频发室性期前收缩

　心房颤动伴快心室率

　快慢综合征

颈动脉假性动脉瘤

左锁骨下假性动脉瘤

腔隙性脑梗死

肌间静脉血栓形成

锁骨下静脉血栓形成

颈内静脉血栓形成

肺部感染

肺动脉栓塞

肾功能不全

低蛋白血症

反流性食管炎

肝功能不全

三、病例讨论

易栓症是指因各种遗传性或获得性因素导致容易发生血栓形成和血栓栓塞的病理状态[2]。遗传性易栓症是指由于基因突变导致抗凝蛋白缺乏、凝血因子缺陷、纤溶蛋白缺陷或代谢缺陷等引起的易栓状态。获得性易栓症是指存在获得性血栓形成危险因素或获得性抗凝蛋白、凝血因子、纤溶蛋白等异常而引起的易栓状态[3-5]。易栓症的主要临床表现为静脉血栓栓塞症，如深静脉血栓形成、肺栓塞、颅内静脉血栓形成、门静脉血栓形成、肠系膜静脉血栓形成等[2]。肺栓塞是栓子堵塞肺动脉系统而引发的心血管疾病，可导致肺动脉压力升高、急性右心扩张和右心衰竭，具有潜在致命性[6-8]。

此例患者，围术期出现急性肺动脉栓塞，先后多处深静脉血栓形成，考虑存在易栓症。血液科会诊考虑患者凝血功能紊乱的原因如下：①患者口服华法林抗凝治疗，华法林是维生素K拮抗剂，影响维生素K依赖凝血因子合成，包括凝血因子Ⅱ、Ⅶ、Ⅸ、Ⅹ和抗凝因子蛋白C、蛋白S；若患者有先天性蛋白C或蛋白S缺乏，利用华法林初始治疗过程中易发生血栓形成，故建议完善凝血因子Ⅱ、Ⅶ、Ⅸ、Ⅹ和蛋白C、蛋白S检查；②夹层动脉瘤内血管受损激发凝血系统，引起凝血因子消耗，导致凝血功能紊乱。建议：①若蛋白C、蛋白S缺乏导致血栓形成，建议改用其他类型的抗凝剂，如利伐沙班等；②若因动脉血管受损导致凝血紊乱，则以治疗夹层动脉瘤为主，必要时可输注新鲜冰冻血浆。同时肺血管科会诊建议：完善易栓症筛查。遵照会诊讨论意见，完善相关化验检查，其中狼疮样抗凝物质筛查：狼疮抗凝物初筛试验1（LA1）凝固法72.2秒（参考区间31~44秒）、狼疮抗凝物确定试验（LA2）凝固法49.6秒（参考区间30~38秒）、狼疮初筛/狼疮确认（LA1/LA2）计算法1.46（参考区间0.8~1.2），LA1/LA2在1.2~1.5，提示有少量狼疮抗凝物质存在；抗心磷脂抗体、免疫五项（IgA、IgM、IgG、C3、C4）、蛋白C、蛋白S、抗凝血酶、凝血因子等化验结果回报均为阴性。患者早期因伤口渗血引流量较多，未予华法林抗凝，查蛋白C、蛋白S等化验检查结果回报阴性，考虑华法林影响维生素K依赖凝血因子合成，从而导致凝血功能紊乱可能性不大。患者有反复血小板减少史，间断输注血小板治疗，需警惕肝素引起的血小板减少（HIT）可能，多次查血小板自身抗体阴性，且存在体外循环手术破坏血小板、夹层动脉瘤血管受损激发凝血系统导致血小板消耗等因素，考虑HIT可能性比较小。患者存在获得性易栓症危险因素，如下：长时间制动（因夹层动脉瘤存在破裂致死风险从而术前限制活动、以卧床为主，大血管术后气管插管辅助时间较长、术后早期活动受限），大血管手术创伤打击导致组织因子释放，留置深静脉管路，因术中止血困难、术后伤口渗血较多而输注大量血制品，夹层动脉瘤疾病本身存在瘤内血管受损激发凝血系统、引起凝血因子消耗，以及狼疮抗凝物质升高等。抗核抗体谱、免疫球蛋白五项、蛋白C、蛋白S、抗凝血酶、凝血因子等化验结果回报为阴性，提示遗传性易栓症可能性较小，有待进一步完善基因筛查，考虑费用问题，住院期间未行易栓症基因筛查。

复习病史，此例患者肺栓塞诊断相对明确，急性肺栓塞病情复杂，治疗方法多样，早期救治涉及多个学科[9]，该例重症患者存在血流动力学不稳定、呼吸衰竭，应考虑再灌注治疗，但是患者大血管术后，术中止血困难，术后伤口渗血量较大，血小板$< 50 \times 10^9/L$，溶栓、介入及外科切开取栓等治疗出血风险高危，经过心外科、体外循环科、重症监护室医师团队讨论，在肺栓塞急性期，采取积极的呼吸循环支持策略，拟ECMO辅助肺功能改善氧供，同时血管活性药物调整下循环可趋于平稳，并予肝素抗凝，后续桥接为华法林抗凝，维持目标凝血监测范围，同时对症支持治疗，通过上述治疗措施，患者临床症状改善，依次顺利撤除ECMO及呼吸机，2020年8月25日（术后第13天）肺动脉CTA检查可见：主肺动脉及左右肺动脉扩张，主肺动脉径约38mm，右肺动脉径约28mm，左肺动脉径约22mm，主肺动脉、左右肺动脉及其主要分支内未见明显充盈缺损影，考虑血栓溶解，表明治疗有效。

本例患者主动脉夹层动脉瘤，病情危重复杂，合并症较多，术后出现急性肺栓塞导致血流动力学不稳定、呼吸衰竭，我院团队协作，抢救性ECMO辅助及时有效改善氧供，顺利帮助患者度过生命危险期，为右心功能恢复、抗凝改善肺栓塞赢得了时间。同时反思可改进的方向，患者卧床期间协助活动肢体减少深静脉血栓风险，待病情相对稳定后及时拔除深静脉管路，术后早期床旁康复训练，减少血液制品的输注等。

（周楚芝　易　鑫）

参考文献

[1]中华医学会心血管病学分会肺血管病学组.急性肺栓塞诊断与治疗中国专家共识(2015)[J].中华心血管病杂志, 2015, 44(3): 197–211.

[2]中华医学会血液学分会血栓与止血学组.易栓症诊断与防治中国指南(2021年版)[J].中华血液学杂志, 2021, 42(11): 881–888.

[3]周建军, 胡娅莉.易栓症的发生机制和防治[J].中国实用妇科与产科杂, 2009, 25(5): 332–335.

[4]朱莉, 张玫琦, 张晶.获得性易栓症临床研究现状[J].吉林医学, 2008, 29(21): 1965–1966.

[5]李楠, 陈莉延.易栓症研究现状[J].现代医院, 2014, 14(12): 8–10.

[6]许云杰, 方飞飞, 许浬渊.肺栓塞复发相关因素分析及预防研究进展[J].中国基层医药, 2022, 29(12): 1917–1920.

[7]席霖枫, 张竹, 翟振国.对肺栓塞诊治和管理问题的新认识[J].中华结核和呼吸杂志, 2020, 43(12): 1121–1126.

[8]Stavros V Konstantinides, Guy Meyer, Cecilia Becattini, et al.2019 ESC Guidelines for the diagnosis and management of acute pulmonary embolism developed in collaboration with the European Respiratory Society(ERS)[J].Eur Heart J, 2020, 41(4): 543–603.

[9]中华医学会心血管病学分会, 中国医师协会心血管内科医师分会肺血管疾病学组, 中国肺栓塞救治团队(PERT)联盟.急性肺栓塞多学科团队救治中国专家共识[J].中华心血管病杂志, 2022, 50(1): 25–35.

ECMO在心肌顿抑中的应用

一、病历摘要

患者男性，61岁，身高156cm，体重58kg，BMI 23.80。主因"脑梗死11个月余，发现卵圆孔未闭7个月余"于2022年8月3日10：42入院。

现病史：患者11个月余前突发肢体活动障碍伴口角歪斜，遂就诊于当地医院，诊断"脑梗死"予溶栓、抗血小板聚集、抗动脉粥样硬化等药物治疗后，患者好转出院。7个月余前，患者再次因头晕就诊于当地医院，同期发现卵圆孔未闭，出院后予"阿司匹林100mg每日一次、氯吡格雷75mg每日一次、瑞舒伐他汀10mg每日一次"二级预防治疗。后患者就诊于我院门诊，经胸右心声学造影示：卵圆孔未闭，建议手术治疗。患者自觉活动耐量逐渐下降，快速行走出现呼吸困难症状，偶有头晕，现患者为求手术治疗入院。病程中，患者精神、饮食、睡眠可，二便如常，近期体重无明显变化。

既往史及个人史：既往有"高脂血症"病史5年余，有"反流性食管炎"病史2年余。否认高血压病、糖尿病病史，吸烟史30余年，每天20支，未戒烟。否认酗酒饮酒史。余无特殊。

入院查体：体温36℃，脉搏106次/分，呼吸18次/分，血压132/90mmHg。神志：清晰，病容：无，体位：自主体外。眼睑：无水肿，球结膜：无水肿，巩膜黄染：无，瞳孔：等大、等圆。无口唇发绀，甲状腺：无肿大。颈静脉怒张：无，颈部血管杂音：无。双肺呼吸音：清晰，两肺啰音：未闻及。心前区无隆起，心尖冲动：左第5肋间锁骨中线内0.5cm，震颤：未触及，心脏浊音界：正常，心律：齐，心率：106次/分，心包摩擦音：无，心音：正常，A2＞P2，左侧心脏杂音：未闻及，右侧心脏杂音：未闻及，移动性浊音：阴性。腹部：平坦，压痛：无，反跳痛：无，肠鸣音：正常，肝脏触诊：未触及，肝颈静脉回流征：阴性。下肢水肿：无，病理反射：未引出。

入院诊断：

卵圆孔未闭

陈旧性脑梗死

高脂血症

反流性食管炎

入院后辅助检查：

1. 抽血化验

入院后查血常规、肝肾功能、心肌酶、N末端B型钠尿肽前体、凝血功能、甲状腺功能正常。

血常规：白细胞计数$6.56×10^9$/L，血红蛋白152g/L↓，血小板计数$186×10^9$/L。

肌酸激酶126U/L，肌酸激酶同工酶5.081U/L，乳酸脱氢酶167U/L。

高敏肌钙蛋白I 0.003ng/ml，高敏肌钙蛋白T 0.003ng/ml。

N末端B型钠尿肽前体17pg/ml。

2. 心电图 窦性心动过速，T波低平（病例11图1）。

3. 心脏彩超 各房室腔内径正常范围，室间隔及左、右室壁心肌回声未见异常，各瓣膜形态、结构及启闭未见异常；多普勒检查：三尖瓣轻度反流，估测肺动脉收缩压37mmHg；心功能：室壁运动协调，收缩幅度正常。LA 28mm，LV 42mm，RA 30mm，RV 23mm，主肺动脉径23mm，LVEF 57%。经胸右心声学造影提示卵圆孔未闭（病例11图2）。

4. 冠脉CTA 左前降支中段浅肌桥形成；各节段冠状动脉CTA未见明显有意义狭窄，卵圆孔未闭可能。头颅CT：两侧放射冠、左侧基底节区腔隙梗死灶。术前胸片未见明显异常（病例11图3）。

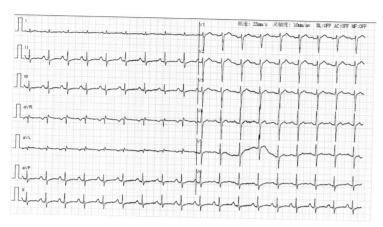

病例11图1　入院后心电图

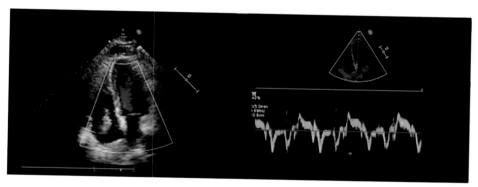

病例11图2　入院后心脏彩超

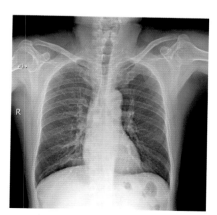

病例11图3　术前胸片

二、诊疗经过

入院后完善术前相关检查，未见手术禁忌证，于2022年8月9日送手术室行卵圆孔未闭封堵术，10：29开始行卵圆孔未闭（PFO）封堵术，封堵完成后血压下降，床旁彩超发现大量心包积液，无残余分流，遂急诊床旁行心包穿刺术，引流出血性积液约500ml，13：00输注红细胞600ml，患者血压逐渐下降至70/40mmHg，考虑有活动性出血，告知患者家属病情，患者家属知情并同意行开胸探查术。13：34行开胸探查术，胸骨正中切口，切开心包探查见凝血功能略差，双肺膨胀，回弹性差，心包腔积血约400ml，右心耳处可见约2mm破口，以5-0 prolene线带垫片缝闭。仔细探查心包腔及心脏未见明显活动性出血，去掉胸骨撑开器后患者血压逐渐下降，低至45/25mmHg，心电监测提示ST段升高、室性心律失常，再次撑开胸骨后血压恢复、心律正常，术中撑开器去掉后血压心律反复变化，电除颤一次，经多次尝试关胸，患者血压仍不能维持正常。立即行冠状动脉造影，示冠状动脉粥样硬化，右冠远段可见斑块形成管腔约40%狭窄，前降支可见肌桥形成，经各专家讨论后建议行IABP术。告知患者家属知情同意后于17：27顺利行IABP安装术。

经持续IABP辅助后循环略有改善，但仍不能恢复正常。经外科和介入专家讨论考虑可能与封堵器过敏相关，遂穿刺右股静脉，X线引导下交换导丝置入12F输送鞘，于21：44使用抓捕器顺利收回封堵器，心电监测ST段抬高略有恢复，但患者仍反复出现循环不稳定，血压最低至32/20mmHg，并出现心室颤动，食管超声提示全心功能收缩功能减弱，EF 38%；经各专家讨论后建议立即行ECMO术。再次告知患者家属病情并告病危，患者家属同意行ECMO术，经左股动脉及右股静脉穿刺后，于2022年8月10日00：35顺利行ECMO安装术（VA-ECMO左侧股动脉17F；右侧股静脉19F），后循环逐渐趋于稳定，止血，逐层关胸，转入ICU继续治疗（详见病例11图4）。

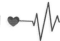

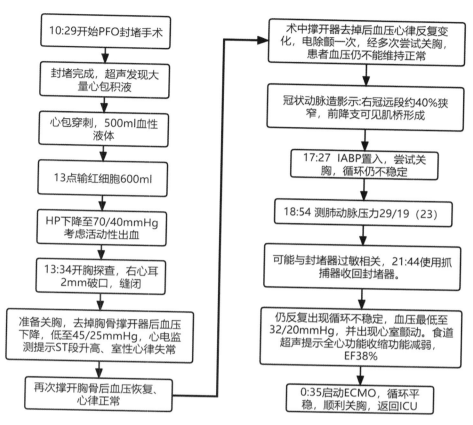

病例11图4　诊疗经过

ECMO辅助后流量在2.9～3.2L/min，氧浓度55%～90%。维持全血凝固时间在164～218秒，活化部分凝血活酶时间53.10～149秒。辅助后患者心肌酶逐渐下降（病例11图5），心功能逐渐改善（病例11图6）。辅助第2天患者心功能恢复，血压高，逐渐减停血管活性药物，予硝酸甘油、乌拉地尔控制血压。ECMO辅助3天后，患者心功能恢复，EF 40%，逐渐减小ECMO流量后循环波动不大，予撤除ECMO（一共运行59小时40分钟）。撤除后评估EF 50%。撤除后一天拔除气管插管，第2天撤除IABP，后患者康复出院。

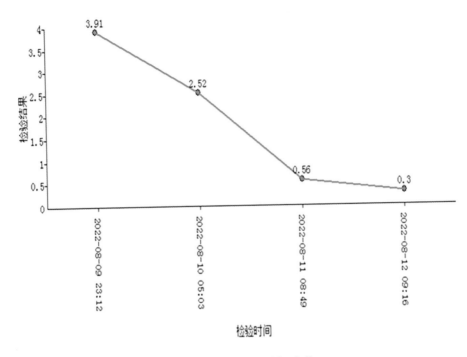

病例11图5　高敏肌钙蛋白I变化

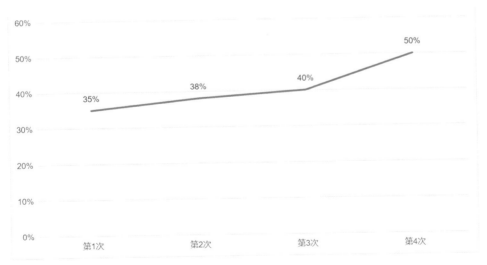

病例11图6　心功能变化

出院诊断：

卵圆孔未闭

急性心包填塞

急性心力衰竭

冠状动脉粥样硬化

冠状动脉肌桥

慢性支气管炎

慢性阻塞性肺疾病

陈旧性脑梗死

双侧股动脉粥样硬化

双侧颈动脉粥样硬化

高脂血症

反流性食管炎

随访：出院后门诊随访患者，患者无明显不适，正常工作生活。心脏彩超提示左右心室运动正常，三尖瓣轻度反流，EF 56%。

三、病例讨论

心肌顿抑是指心肌短时间缺血后，不足以造成心肌坏死，心肌尚未发生结构、代谢的改变，但收缩功能在再灌注恢复后数小时、数天或数周才能恢复的病理现象[1]；其实质是缺血再灌注损伤后亚致死性、可逆性心肌损伤的延迟恢复过程。临床上心肌顿抑的诊断必须要有两个条件，第一，心肌收缩功能障碍有可逆性；第二，出现障碍心肌基本恢复正常血流或者心肌基本恢复。心肌顿抑的出现有以下几个方面原因[2, 3]：第一，患者心脏复律后出现的心肌顿抑；第二，患者在行心脏手术之后出现心肌顿抑；第三，急性心肌梗死患者采取再灌注治疗方式治疗；第四，神经源性心肌顿抑；第五，患者在运动之后诱发心绞痛或者存在有不稳定性心绞痛；第六，患者行冠状动脉成形术。心肌顿抑可见于急性冠脉综合征早期再灌注、心脏移植、心脏瓣膜置换等心脏外科大手术术后、应激性心肌病、心搏骤停、心肺复苏、主动脉狭

159

窄、高血压性心脏病、心房颤动转复。但目前其发病机制尚不明确，具体假说包括：缺血再灌注导致的心肌细胞直接损伤、心肌细胞兴奋收缩脱耦联、线粒体及内质网损伤、血管内皮细胞功能障碍及微循环痉挛、能量代谢障碍、氧自由基损伤、钙超载理论、炎性介质释放理论、心肌顿抑的基因组学机制等。目前，广为接受的是氧自由基假说和钙假说理论。氧自由基假说认为心肌组织氧自由基产生增多，清除障碍，导致心肌细胞结构受伤和功能障碍；钙假说认为心肌细胞酸中毒，细胞膜通透性增加，钙内流增多，同时钙库重吸收钙障碍，导致钙超载，引起心肌细胞破坏、肌钙蛋白溶解，导致心功能障碍[4]。

针对心肌顿抑患者的治疗，需要与患者实际情况结合在一起。部分心肌顿抑可能是患者机体本身的一种保护性反应，一定条件下这种保护是可逆的，不需要进行针对性的治疗。如果患者存在心肌顿抑且左室功能不全时，需要及时采取药物干预治疗措施，如药物干预仍无效，需及时行机械辅助支持。目前，临床上最常用方式就是预防自由基产生以及钙超载[5]。药物治疗主要包括：①正性肌力药：心肌顿抑早期应用正性肌力药物，可使顿抑的心肌恢复到正常水平的收缩功能，目前临床上可以应用多巴酚丁胺诊断和治疗心肌顿抑；②氧自由基清除剂和Ca^{2+}拮抗剂：根据心肌顿抑的发生机制，缺血再灌注产生大量氧自由基，理论上利用氧自由基清除剂可以抑制心肌顿抑的发生[6]。

心肌顿抑患者应用ECMO后的处理：心肌顿抑多数是自限性的，经过数小时或数天即能恢复，ECMO运转后的一般无须特殊干预。但是可适当增加前负荷，同时应用强心剂改善左室排空，并可使用血管扩张剂降低心脏后负荷，可对心肌恢复有帮助[7]。另外，在实施VA模式时，一旦开始ECMO运转，正性肌力药物可能增加心脏后负荷，还可能增加心脏不必要的耗氧和耗能，因此，血管收缩药物应尽快减量或停止[8]。

本例患者行PFO封堵术致右心耳出现破口，导致患者出现失血性休克，进而出现室性心律失常，患者心脏复律后出现心功能不全，予正性肌力药物及IABP支持患者心肌功能仍不能恢复，予紧急行VA-ECMO辅助，辅助一天后患者心功能恢复。本例患者属于典型的心脏复律后出现心肌顿抑。本例患者有个特别的地方，早期未识别出患者出现心肌顿抑情况，以为是低血容量性休克，麻醉予快速补充晶体液，开胸探查可见肺水肿明显，这进一步加重了心脏负荷，进一步影响心功能恢复，这也可能是导致患者不得不应用ECMO辅助的一个因素。

心肌顿抑是一种普遍存在于临床中的现象，氧自由基和钙超载-收缩蛋白降解理论是心肌顿抑发生的两个主要假说，对于它的确切发病机制仍没有定论。虽然心肌顿抑是一种可逆性病变，但它的存在使缺血后左心室功能障碍，导致血流动力学不稳定或心源性休克。我们在临床中需尽早识别心肌顿抑现象，尽快使用药物干预，若药物干预无效，需及时行IABP或ECMO辅助循环。应用ECMO虽然费用较高，有可能出现并发症（心肌顿抑患者一般数小时、数天恢复左心功能，规范管理出现并发症概率较小），但应用ECMO可以帮助患者度过危险期，减少因心源性休克导致的并发症。

（刘　淦）

参考文献

[1]张杰.心肌顿抑机制的研究进展[J].中国急救医学, 2012, 32(10): 944-948.

[2]Borovnik-Lesjak V, Whitehouse K, Baetiong A, et al.Highdose erythropoietin during cardiac resuscitation lessens postresuscitation myocardial stunning in swine[J].Transl Res, 2013, 162(2): 110-121.

[3]吴南狄, 张英杰.应用压力-容积环评价曲美他嗪对大鼠心肌顿抑的影响[J].中国动脉硬化杂志, 2013, 21(8): 705-710.

[4]邵荟敏, 王军军.心肌顿抑研究进展[J].中国处方药, 2018, 16(9): 16-17.

[5]Cristancho MA, Satterthwaite TD, O'Reardon JP.Cardiac complications of ECT: myocardial stunning syndrome and takotsubo cardiomyopathy after ECT: different names for the same phenomenon[J].J ECT, 2010, 26(2): 146-147.

[6]刘谦.心肌顿抑的相关研究进展[J].北京医学, 2005, 27(1): 47–49.

[7]闫钢风, 陆国平.ECMO患者心肌顿抑的诊治[J].中国小儿急救医学, 2017, 24(3): 184–185, 209.

[8]龙村, 侯晓彤, 赵举.体外膜肺氧合(2版)[M].北京: 人民卫生出版社, 2016: 413–414.

ECMO在共同房室瓣成形＋肺静脉异位引流矫治术后的应用

一、病历摘要

患儿女性，11岁，身高151cm，体重37kg，BMI 16.23。主因"气促1年余，双向Glenn术后10年余"收入外科病房。

现病史： 患儿10年前发现心脏杂音，活动后气促，伴口唇稍发绀，无胸闷、胸痛，无晕厥、咯血、抽搐等，平素感冒不多，发育较同龄人无差异，于广东省某医院行心脏彩超提示：无脾综合征，单心室（C型）完全性房室间隔缺损共同房室瓣并中度反流肺动脉中重度狭窄，大动脉转位。2010年8月19日行双向Glenn术，术程顺利，术后气促较前缓解，定期复查心脏彩超示上腔静脉一右肺动脉回流通畅，近年来患儿间有颜面部水肿，口唇发绀，活动耐量明显下降。今为求进一步诊治来我院门诊，门诊拟"先天性心脏病单心室，房室瓣关闭不全右室双出口房室间隔缺损肺动脉瓣狭窄，肺静脉异位引流Glenn术后"收入我科。近期患儿精神、食欲、睡眠可，大小便正常。

既往史及个人史： 10年前行双向Glenn手术史。

入院查体： 体温36.5℃，脉搏90次/分，呼吸24次/分，血压120/60mmHg。神志清晰，口唇无发绀，无静脉怒张。双肺呼吸音清，两肺无干湿啰音，无胸膜摩擦音。心尖冲动为胸骨左缘第5肋间内0.2cm，无震颤，心率90次/分，心律齐，胸骨左侧2～4肋间可闻及收缩期3级粗糙样杂音；无心包摩擦音。移动性浊音阴性，腹部平坦，肝脏未触及，肝颈静脉回流征阴性，无杵状指。双下肢无水肿，病理征阴性。

入院诊断：

先天性心脏病

单心室

共同房室瓣重度反流

右室双出口

房室间隔缺损

完全性肺静脉异位引流，心上型

先天性肺动脉动脉狭窄

双向Glenn术后

入院后辅助检查：

1. 抽血化验

血常规：白细胞计数5.85×10^9/L，中性粒细胞百分比38.9%，血红蛋白185g/L↑，血小板计数355×10^9/L↑。

电解质：钾4.87mmol/L，钠139mmol/L，氯105.3mmol/L，钙2.52mmol/L。

肝功能：谷丙转氨酶12U/L，谷草转氨酶19U/L，γ谷氨酰转肽酶18U/L，余项目正常。

肝肾功能、血糖、血脂、凝血功能、肌钙蛋白两项、N末端B型钠尿肽前体、传染病四项等结果正常。

2. 心电图 提示窦性心律，Ⅰ、aVL导联异常Q波，胸导联r波递增不良（病例12图1）。

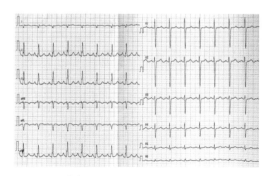

病例12图1 入院后心电图

3. 胸片　提示先天性心脏病Glenn术后，各房室未见明显增大（病例12图2）。

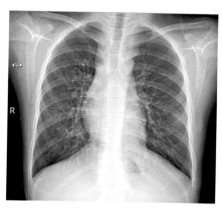

病例12图2　胸片

4. 床旁心脏超声（2020年7月29日）　双向Glenn、左上腔静脉结扎＋TAPVC矫治术后，声窗差心内结构探查受限：下腔静脉居右，腹主动脉居左，未探及明确脾脏，心脏位于左侧，心尖指向左前下，双侧心房呈右房形态，心室右襻，主动脉、肺动脉均发自右侧心室。房室间隔连续性中断，室间隔上部18mm，房间隔下部25mm，共同房室瓣连接心房、心室，瓣叶开放可，收缩期对合不拢，中-重度反流，两支大动脉平行排列，主动脉居右，肺动脉居左，肺动脉瓣及瓣下狭窄，肺动脉瓣口血流峰速4.4m/s，压差76mmHg；主肺动脉及左右肺动脉发育良好。主动脉瓣口血流通畅，肺静脉主干入左侧心房，血流通畅。上腔静脉与右肺动脉吻合口内径约8mm，血流通畅，上腔静脉血流速约0.34m/s。共同房室瓣环内径38mm。

5. 心脏平扫＋增强CT（2020年6月19日）　心脏节段：水平肝，中位心，脾脏及胃泡未显示，内脏-心房不定位，右房异构，左肺三叶、右肺两叶，气管居中。

心房与静脉回流：双侧心房扩大，奇静脉对比剂浓集，于主动脉弓下方水平汇入上腔静脉，上腔静脉与右肺动脉主干相吻合，吻合口通畅。右侧上、下肺静脉显影可，入左房，左侧上、中、下肺静脉充盈淡，于左侧心房

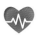

上方汇合后汇入左侧心房。左侧纵隔旁见一血管影，内无造影剂充盈。

房室瓣环明显扩大，瓣叶呈波浪状，左、右侧心房间见较大交通。中段似见多发局限性连续性中断约48mm。共同房室瓣连接心房、心室，瓣叶对合不拢，房室瓣下室间隔连续性中断，断面近卵圆形，大小约42mm×19mm，左室仅通过室间隔缺损与右室相通，左室腔体积较大，右心室室壁肥厚，右室肌小梁明显增粗。

主动脉及肺动脉均直接与右室腔相连，主动脉与肺动脉呈左、右平行排列。主动脉居右，肺动脉居左；右室流出道起始部明显偏细，断面大小约6mm×4mm，肺动脉瓣形态失常，似呈二叶改变，肺动脉瓣后主肺动脉稍扩张，主肺动脉及左、右肺动脉发育可，直径分别约26mm、10mm、14mm。主肺动脉窗层面升、降主动脉径分别为23mm、17mm。

可见三冠状动脉窦，分别于左前方及后方窦壁处发出两支冠状动脉，前者主要走行于右室侧壁，后者发出冠状动脉分别向左前及右后走行于前室间沟及右侧房室沟内，管腔均未见明显狭窄或扩张。

主动脉弓上三分支起始部未见明显异常。弓部通畅，主动脉未见明显缩窄征象。未见明确动脉导管显影。降主动脉可见一支直径4～5mm侧枝血管走行至右肺。

心包及心包腔：心包未见增厚，心包未见积液。

气管与支气管：肺野未见明显实变。气管及支气管通畅。

二、诊疗经过

患者入院后完善相关检查，明确诊断，有手术指征，无手术禁忌，经外科讨论后于2020年7月31日在全身麻醉下行"共同房室瓣成形＋肺静脉异位引流矫治＋心表临时起搏电极植入术"。术中见四支肺静脉于左房上方汇成一支共干入左房；房室交界处十字交叉消失，巨大房间隔缺损、室间隔缺损，房间隔少许残端，室间隔基本无残端，呈功能单心房、单心室；左右房室瓣环融合为共同房室瓣环，部分腱索附着异常，瓣叶对合不拢，共同房室瓣中重度反流。术中行结扎奇静脉，共同静脉汇合部横行切开，向右肺静脉开口处延伸，相对应左房切开延伸，肺静脉共干切口与左房切口连续性吻合。松解粘连腱索，切除部分异常附着腱索，取30号"0"环成形共同房室瓣，间断缝合固定于瓣环上，注水见瓣膜关闭良好，轻微反流；食管超声提示：肺静脉回流基本通畅，房室瓣轻度反流，安装右心房表面起搏导线。

　　术后返回ICU监护治疗；返室后患者适度镇痛镇静，因心肌水肿，予延迟关胸，常规预防性使用抗生素治疗，一氧化氮吸入、曲前列尼尔等降肺动脉压、改善氧合治疗，同时大剂量血管活性药物治疗下，患者循环仍难以维持，末梢氧饱和度下降至60%左右，动脉血气分析提示动脉氧分压低、乳酸高，动脉血气分析：氧分压最低28mmHg（吸入氧浓度100%）、乳酸最高13.1mmol/L；在液体负平衡情况下，中心静脉压由13mmHg上升至18mmHg。经积极调整循环、维持内环境情况下，患者病情无明显改善，2020年8月1日行CRRT治疗，经CRRT加强容量管理、纠正内环境后，患者乳酸可降至10～11mmol/L，氧合无明显改善，中心静脉压仍高，循环仍难以维持，谷丙转氨酶、谷草转氨酶较前升高，床旁心脏彩超LVEF约30%（声窗差）。

　　2020年8月2日行床旁ECMO辅助，VA-ECMO模式，ECMO辅助后患者循环逐步稳定，中心静脉压可降至10mmHg，动脉血气分析氧分压可维持在35～40mmHg（吸入氧浓度100%）；乳酸明显下降（病例12图3），趋于正

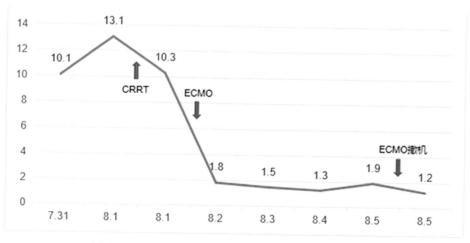

病例12图3　术后及CRRT、ECMO治疗前后乳酸变化

常，予减少血管活性药物剂量，复查LVEF约50%；经过积极改善氧合、维护循环、纠正内环境、脏器功能支持等治疗后，ECMO辅助后液体负平衡约2500ml，患者氧合、循环、内环境等情况较前改善，心肌水肿较前减轻，2020年8月5日撤除ECMO、2020年8月7日行"床旁关胸及胸骨固定术"床旁心脏彩超LVEF大致同前，氧合、循环较前波动不大，乳酸不高。

由于患者术后头孢呋辛预防性使用抗生素，仍有反复发热，胸片渗出明显，痰多、黏稠血白细胞计数及中性粒细胞百分比升高，2020年8月2日升级抗生素为美罗培南＋万古霉素，2020年8月6日降钙素原35.5ng/ml，2020年8月8日痰培养提示嗜麦芽寡养单胞菌生长，根据药敏停用美罗培南，加用复方新诺明、头孢哌酮舒巴坦治疗。2020年8月21日痰培养提示洋葱伯克霍尔德菌生长，根据药敏加用头孢他啶治疗，经调整抗菌药物治疗后，患者血白细胞计数及中性粒细胞百分比较强下降（病例12图4）。2020年8月23日因气胸行胸腔穿刺术。因患者术后心功能差、肺部感染、肺动脉压高等因素，术后气管插管带管时间长、呼吸机脱机困难，2020年9月3日行"气管切开术"，经气切导管接呼吸机辅助通气，气管切开后予加强呼吸道管理、继续容量调整、加强营养支持、间断呼吸锻炼等，患者呼吸情况较前改善，2020年9月11日脱离呼吸机。

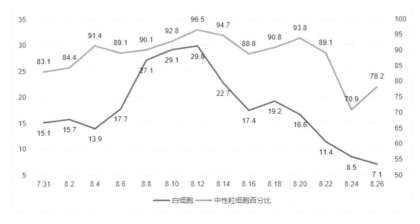

病例12图4　术后白细胞计数、中性粒细胞百分比变化

2020年9月23日转出ICU转入外科病房继续诊疗，转入外科病房后予加强康复锻炼，继续强心、降肺压、维持内环境稳定、抗感染等治疗，复查心脏彩超提示：房室瓣轻度反流，反流压差80mmHg；心室收缩运动改善，LVEF 61%，左室充盈较前恢复；下腔内径8mm，流速22cm/s；右室流出道内径4mm，压差74mmHg；上腔血流通畅，流速35cm/s；心包未见积液；估测肺动脉收缩压31mmHg（病例12图5、病例12图6），一般情况可，未述特殊不适，伤口甲级愈合，2020年10月12日安排带药出院。

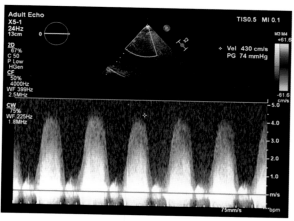

病例12图5　心室收缩运动改善，LVEF 61%，左室充盈较前恢复

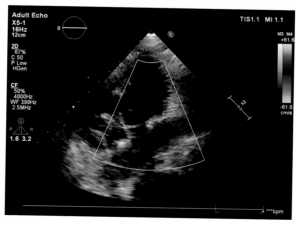

病例12图6　右室流出道内径4mm，压差74mmHg

出院诊断：

先天性心脏病

单心室

共同房室瓣重度反流

右房异构伴无脾综合征

右室双出口

房室间隔缺损

完全性肺静脉异位引流，心上型

先天性肺动脉瓣狭窄

双向Glenn术后

下肢深静脉血栓形成

肺部感染

三、病例讨论

功能性单心室包含了一系列复杂先天性心脏畸形，患者的体循环与肺循环的血液在心脏内水平混合，而出现发绀，其临床表现取决于体循环与肺循环的血液在心腔混合程度及肺动脉有无狭窄[1]。由于功能性心室矫治效果欠佳，姑息治疗是目前主要的治疗方式，而姑息治疗往往需要一系列手术。姑息手术的目的是逐渐实现体循环和肺循环的分隔，并减轻心脏的容量负荷。双向Glenn（bidirectional cavo pulmonary anastomosis）手术是单心室系列姑息手术的一个过渡手术，是通过手术实现体循环和肺循环的分离，改善患者的发绀和减轻心脏容量负荷，降低将来再次手术的风险。

本病例患者双向Glenn术后再次行"共同房室瓣成形＋肺静脉异位引流矫治术"，大量体循环血液回流至心室，心室承受极大容量负荷，加之患者术前存在肺动脉高压，术后早期肺动脉高压仍较高，血液进入肺循环受阻，未经肺循环的血液通过单心室直接进入体循环，因此患者早期易出现低心排、低氧血症、高乳酸血症，以及全身各器官灌注不足等。术后出现低心排时应首先排除外科因素如：吻合口狭窄、肺动脉扭曲等，排除外科因素后因心功能受损、肺阻力高、有效循环血容量不足、体循环阻力过低等因素导致，可予强心药物、降低肺血管阻力、补充容量、调整患者为V形体位、增加缩血管药物等。其中低心排的原因可能为心室发育不全、心肌缺血时间长、心肌损伤等，术后可予体外膜肺氧合（ECMO）辅助过渡[2]。1993年中国医学科学院阜外医院率先开展儿童先天性心脏病ECMO治疗并获得成功。ECMO治疗经过长期在临床中经验积累和不断探索，ECMO已成为国内救治危重心脏病患儿主要的机械辅助手段。ECMO主要分为静脉–动脉（V–A）模式、静脉–静脉（V–V）模式，V–A模式是指将患者的静脉血经氧合器氧合后重新泵入动脉系统，V–A模式对患者的心、肺都有支持作用，V–A模式是小儿心脏病比较常用的治疗模式。中国医学科学院阜外医院外科小儿ICU回顾性分析分析（2004年12月至2015年6月）提示单纯心脏功能受损ECMO辅助效果显著，此类患者早期应用有助于提高生存率，对辅助72小时心功能仍未预期恢复者，需除外可能残存的解剖问题，需及时干预。本例患者术后心肌水肿严重，术后延迟关胸，早期经过强心、维持血管张力、降低肺动脉压等治疗，心功能仍无法改善，在积极CRRT治疗加强容量管理、维持内环境稳定，患者血流动力学仍不稳定，乳酸仍高；在术后第2天行ECMO（V–A）辅助，辅助期间患者循环指标较前改善，床旁心脏彩超提示心功能较前明显改善；乳酸趋于正常，肝功能较前改善，提示患者微循环、组织灌注改善；患者经ECMO辅助86小时后予停机。

儿童ECMO主要应用于心脏围术期[3]，是复杂先天性心脏病儿童主要的机械循环支持手段，尤其是需要快速复苏和功能性单心室患者[4]。有研究发现，患者血液乳酸升高、大剂量血管活性药物评分（VIS）是ECMO撤离后患者死亡风险增加的独立因素[5]。在我国此类患者使用ECMO治疗时血液中乳酸已经比较高，且使用血管活血药物剂量大，故其预后不良可能与此相关[6]。而高乳酸、使用大剂量血管活血药提示患者存在严重的组织灌注不足，病情危重；因此，由心脏功能受损为主要原因患者，ECMO辅助可迅速恢复组织灌注，早期应用可减轻心脏负荷、减少心肌氧耗，有利于心功能恢复。本病例术后患者低心排主要为心肌损伤、容量负荷重、肺阻力过高等原因导致心功能受损，早期积极调整容量负荷、降低肺动脉压，同时ECMO辅助，心功能改善明显，与以往的治疗经验相符。儿童ECMO在我国开展数越来越多，但相对于成人ECMO开展数量及经验仍有有较大差距，随着ECMO技术不断发展、儿童ECMO经验不断积累，ECMO技术在儿童心脏围术期将发挥越来越重要的作用。

（周楚芝　王尔辉）

参考文献

[1]花中东, 李守军.先天性心脏病外科治疗中国专家共识(八): 单心室生理矫治系列手术[J].中国胸心血管外科临床杂志, 2020, 27(9): 979–986.

[2]Alwi M.ECMO in children post cardiac surgery–opportunity for redress[J].Anatol J Cardiol, 2017, 18(6): 431–432.

[3]宫艺其, 艾雪峰, 王伟, 等.中国儿童体外膜肺氧合技术应用现状调查[J].中华医学杂志, 2018, 98(26): 2110–2114.

[4]Di Nardo M, MacLaren G, Marano M, et al.ECLS in Pediatric Cardiac Patients[J].Front Pediatr, 2016, 4: 109.

[5]Greathouse KC, Sakellaris KT, Tumin D, et al.Impact of Early Initiation of Enteral Nutrition on Survival During Pediatric Extracorporeal Membrane Oxygenation[J].JPEN J Parenter Enteral Nutr, 2018, 42(1): 205–211.

[6]莫绪明, 邹靓.中国小儿心脏病ECMO应用现状及存在的问题[J].中华小儿外科杂志, 2021, 42(8): 673–678.

ECMO在胸腔镜主动脉瓣置换术后心肌梗死的应用

一、病历摘要

患者男性，17岁，身高173cm，体重50.4kg。主因"发现主动脉瓣反流9年"于2021年8月30日入院。

现病史： 9年前，患者于深圳市某医院体检行心脏彩超示：主动脉瓣关闭不全（中度反流），主动脉瓣呈二叶式。患者未诉特殊不适，活动耐量正常，无胸闷、乏力，无活动后呼吸困难等，夜间休息可，精神饮食可，无双下肢水肿。患者病程中多次随访心脏彩超，均提示主动脉瓣关闭不全，程度逐渐加重，左心逐渐增大，患者无明显症状。10天前，患者因反复咳嗽、咳痰于龙华区某医院就诊，行心脏彩超示：主动脉瓣大量反流。建议行手术治疗。患者遂于我院就诊，以"主动脉瓣重度关闭不全"收入我科。

既往史及个人史： 无特殊。

入院查体： 体温36.7℃，脉搏65次/分，呼吸19次/分，血压123/49mmHg。神志：清晰，无口唇发绀；无颈静脉怒张。双肺呼吸音清。心尖冲动位于第5肋间左锁骨中线内0.5cm。心率：65次/分，心律：齐，肝颈静脉回流征阴性，左侧心脏杂音：3~4肋间舒张期3级叹气样，右侧心脏杂音：未闻及。

入院诊断：

先天性主动脉瓣二瓣化畸形

主动脉瓣中重度关闭不全

左室扩大

无丙种球蛋白血症，B细胞不产生免疫球蛋白

入院后辅助检查：

1. 抽血化验

动脉血气分析：酸碱度7.43，氧分压115mmHg，二氧化碳分压45mmHg，乳酸1.3mmol/L，碱剩余4.7mmol/L，碳酸氢根29.2mmol/L，钠139mmol/L，钾3.4mmol/L。

血常规：白细胞计数6.5×10^9/L，中性粒细胞百分比66.3%，血红蛋白152g/L，血小板计数297×10^9/L。

电解质：钾3.52mmol/L，钠142mmol/L，氯102.6mmol/L，钙2.49mmol/L。

肝肾功能：尿酸444μmol/L↑，余指标均在正常范围内。

心肌酶：肌酸激酶54U/L，肌酸激酶同工酶0.79ng/ml，乳酸脱氢酶151U/L。

抗核抗体谱、传染病四项等结果正常。

2. 心电图　电轴不偏，诊断正常心电图。

3. 心脏彩超　二叶主动脉瓣，重度反流，左心扩大（LVEF 62%）。

4. 胸片　心影不大，左侧肋膈角区胸膜反应（病例13图1）。

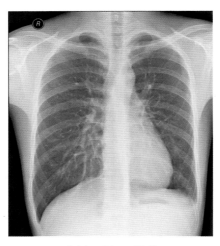

病例13图1　胸片

二、诊疗经过

入院后明确诊断，评估患者有手术指征，无手术禁忌，经外科讨论后于2021年9月3日行"胸腔镜主动脉瓣机械瓣置换术"手术治疗，体外循环时间为367分钟，主动脉阻断时间为237分钟，停机前乳酸1.9mmol/L，术后患者返回ICU进一步监护治疗。

在ICU术后监护治疗过程中，患者循环波动，心电图多导联ST段有动态改变肌钙蛋白异常升高，术后频发室性早搏及短阵室性心动过速，不排除围术期心肌梗死，为进一步明确诊断，于2021年9月5日急诊行冠脉造影。

造影术中患者突发慢心率和低血压，血压低至测不出，随即转为心室颤动心律，立即予行胸外按压，同步微泵血管活性药物和有创呼吸机辅助通气。间断除颤3次，效果不佳，持续胸外按压收缩压均维持在100mmHg以上。外科医生予紧急置入IABP导管，行主动脉内球囊反搏术。

上述处理后，心率、血压恢复，再次行冠脉造影术示右冠脉近段狭窄约80%。予置入支架1枚。支架置入后，患者血压心率较前平稳改善，食管超声见心脏活动仍不佳，考虑急性心肌顿抑状态，经外科讨论并与家属沟通后决定立即予以ECMO安装术。

ECMO相关信息：VA-ECMO右侧腋动脉（切开）15F，右侧股静脉（切开）19F。ECMO流量2260ml/min，转速3310R/min，通气量1.8L，氧浓度70%。多巴胺5μg/（kg·min），肾上腺素0.07μg/（kg·min）。

2021年9月5日患者在IABP＋ECMO辅助下返回ICU。术后夜间患者出现右上臂肿胀明显，且右上肢皮肤出现花斑、皮温凉，床旁超声提示右肱动脉中段以下明显变窄变细，不排除切口出血、骨筋膜室综合征可能，遂急诊在全身麻醉下行右上肢血管探查术，予切开上臂减压，游离出肱动脉，可见穿刺针眼出血，缝合止血后由右腋动脉插管更换为左股动脉插管。经上述处理后右上肢肿胀明显减轻至消肿。返回ICU继续予以重症监护、保护性接触隔离、机械辅助呼吸、维护循环及维护心功能、营养神经、脑保护、纠正内环境紊乱、预防感染、输血等治疗。

ECMO管理：

循环：ECMO转速3125～3160转/分，流量2.5～2.8L/min左右，吸入氧浓度70%，通气量1.8L/min。心率60～90次/分。血压81～122/56～77mmHg，中心静脉压8～12mmHg。ECMO支持第2天复查彩超示：主动脉瓣置换术后机械瓣功能未见异常，左室扩大，左室壁运动减弱（下后壁及侧壁为著），二尖瓣轻度反流，左室整体收缩功能减低，LVEF 26%，至撤机时LVEF为33%。

神志：患者术中出现过明显的低血压并经历过心肺复苏，术后1～2天持续昏迷状态，试停镇静药物后仍呼之不应，考虑缺血缺氧性脑病，予甘露醇、白蛋白、呋塞米脱水降颅压、营养神经、脑保护等对症治疗，于2021年9月8日（ECMO辅助第3天）暂停镇静药物后观察患者神清，四肢遵嘱活动，四肢肌力3级。

内环境：乳酸峰值9.7mmol/L，ECMO运转第2天逐渐下降，至撤机时恢复正常水平。N末端B型钠尿肽前体峰值10 075pg/ml，至撤机时降至1753pg/ml。

抗凝：根据凝血指标、全血凝固时间、血栓及出血情况动态调整肝素用量，维持全血凝固时间160～220秒，活化部分凝血活酶时间48.4～147.1秒。

肝肾功能：肌酐峰值219μmol/L，至撤机时已恢复正常（70μmol/L），肝酶及胆红素指标也均由异常升高水平呈现不同程度的下降趋势，谷丙转氨酶峰值124U/L，谷草转氨酶峰值1251U/L，总胆红素峰值65.1μmol/L，直接胆红素49μmol/L，至撤机时/后不久均大致恢复正常水平（谷丙转氨酶21U/L，谷草转氨酶37U/L，总胆红素15.4μmol/L，直接胆红素7.5μmol/L）。

感染指标：白细胞计数峰值14.73×10⁹/L，白介素6峰值245.3pg/ml，降钙素原峰值16.34ng/ml，至撤机时/后不久均大致恢复正常水平。

心肌酶谱：患者心肌损伤指标显著升高，肌钙蛋白T 170.098ng/ml，肌钙蛋白I 834.9ng/ml，肌酸激酶同工酶262.7ng/ml，撤机后逐渐下降，出院前肌钙蛋白T 0.030ng/ml，肌钙蛋白I 0.022ng/ml。

患者ECMO＋IABP辅助第5天，循环呼吸稳定，窦性心律，血管活性药物已减停，试减ECMO流量至1L/min，血压无明显波动，床旁心脏超声显示左室收缩增强，循环稳定，存在撤除ECMO指征，于2021年9月10日11：04撤除

ECMO，术程顺利。撤机后患者病情稳定，于2021年10月12日转回普通病房继续治疗，予沙库巴曲缬沙坦改善心室重构，心率血压稳定，考虑患者恢复周期长，病情暂稳定，遂于2021年12月28日办理出院，回家继续调养与康复锻炼。

出院诊断：

慢性心力衰竭

主动脉瓣机械瓣置换状态

左室扩大

经皮冠状动脉支架置入术后

原发性免疫球蛋白缺乏症

无丙种球蛋白血症

B细胞不产生免疫球蛋白

急性心肌梗死

心源性休克

三、病例讨论

急性心肌梗死（AMI）时由于大面积具有收缩功能的心肌坏死，引起心肌收缩力明显减弱，心排血功能显著减低，严重时导致心源性休克（CS）。2015心源性休克治疗指南（法国重症监护学会）中的相关推荐为[1]：①IABP——不应用于已有效控制的心肌梗死所致心源性休克，指南弱推荐；②如果需要暂时的循环支持，最好用ECMO支持，指南强烈推荐；③在CS并发心肌梗死的治疗中可应用Impella 5.0辅助，指南弱推荐；④在将患者转运至专业治疗中心之前推荐就地建立VA-ECMO支持，指南强烈推荐。

当AMI并发CS时，尽管在直接经皮冠状动脉介入术（PCI）和药物应用方面取得了重大进展，但此类患者的预后仍然很差，死亡率在40%～70%[2]。根据成人体外膜肺氧合临床应用专家共识[3]，急性心肌梗死合并难治性心源性休克患者，属于ECMO的适应证，当收缩压小于90mmHg，心脏指数<2.0L/（$m^2 \cdot min$）；同时伴随终末器官低灌注的表现，例如四肢湿冷、意识状态

不稳定、补液复苏后收缩压仍小于90mmHg、血清乳酸＞2.0mmol/L且进行加重、尿量＜30ml/h；依赖两种以上的血管活性药或血管加压素，主动脉内球囊反搏支持不足以维持稳定的血流动力学时，这些患者只用药物治疗常常难以恢复，已有较多研究显示使用大剂量血管活性药物和正性肌力药物的CS患者预后较差，难治性心源性休克患者尽早开始ECMO辅助，可能有助于改善患者预后[4]。对于本例患者出现围术期急性心肌梗死合并心源性休克，多器官严重低灌注，短期的ECMO辅助支持是其维持生命的必要手段，在维持循环稳定的情况下，患者的心脏得到充分休息，左室EF值逐渐恢复至达到撤机标准，最终该患者成功撤除ECMO，这也为后续的进一步治疗创造了条件。

机械循环支持是治疗难治性心源性休克的有效治疗手段，VA-ECMO和主动脉内球囊反搏是最为常见的辅助措施。ECMO辅助支持稳定了心功能损伤患者的血流动力学，一定程度上替代了受损心脏，让受损的心肌得到充分休息，给心肺功能创造恢复的机会。IABP可增加冠状动脉（冠脉）供血、减轻心脏左室后负荷及改善组织灌注。因此ECMO联合IABP辅助下治疗难治性心源性休克效果显著。治疗过程中，除了严格把握植入ECMO的适应证及禁忌证外，ECMO有效管理需要能迅速反应的ECMO启动团队。ECMO支持团队应该是由训练有素心力衰竭专家组成的多学科团队组成[5]，其中至少包括心血管介入医生、心外科医生、重症医学医生、麻醉师、容量管理医师和重症护理护士。多学科ECMO团队成立后可进一步完善适应证评估、ECMO启动治疗流程和ECMO参数管理，以便根据临床实际情况、机构能力和预计生存率初步评估成功概率，一项研究发现医疗中心在ECMO团队成立之前患者出院存活率为37.7%，成立后出院存活率上升至52.3%[6]。通常对于难治性心源性休克，应在难治性终末器官衰竭或出现无氧代谢（乳酸＜4mmol/L）之前，并在没有术后大出血的情况下考虑行ECMO支持治疗[7]。即使在潜在的低风险患者中，当出现严重并发症或进展性休克的迹象时，也应迅速采取行动，实施准确的血流动力学评估，在心搏骤停发生之前考虑行ECMO支持治疗[8-10]。同时在应用ECMO辅助治疗时，严格控制ECMO的使用时间，密切关注患者生命体征的变化，积极预防感染，制订一套完整可行有效的措施以减少并发症的发生，这也是每个治疗中心应该思考的问题。

（颜　倩　杨晓涵）

参考文献

[1]Levy B, Bastien O, Karim B, et al.Experts'recommendations for the management of adult patients with cardiogenic shock[J].Ann Intensive Care, 2015, 5(1): 52.

[2]Zavalichi MA, Nistor I, Nedelcu AE, et al.Extracorporeal Membrane Oxygenation in Cardiogenic Shock due to Acute Myocardial Infarction: A Systematic Review[J]. Biomed Res Int, 2020, 2020: 6126534.

[3]闵苏, 敖虎山.不同情况下成人体外膜肺氧合临床应用专家共识(2020版)[J]. 中国循环杂志, 2020, 35(11): 1052-1063.

[4]Tarvasmaki T, Lassus J, Varpula M, et al.Current real-life use of vasopressors and inotropes in cardiogenic shock-adrenaline use is associated with excess organ injury and mortality[J].Crit Care, 2016, 20(1): 208.

[5]Abrams D, Garan AR, Abdelbary A, et al.Position paper for the organization of ECMO programs for cardiac failure in adults[J].Intensive Care Med, 2018, 44(6): 717-729.

[6]Dalia AA, Ortoleva J, Fiedler A, et al.Extracorporeal Membrane Oxygenation Is a Team Sport: Institutional Survival Benefits of a Formalized ECMO Team[J].J Cardiothorac Vasc Anesth, 2019, 33(4): 902-907.

[7]Lorusso R, Whitman G, Milojevic M, et al.2020 EACTS/ELSO/STS/AATS expert consensus on post-cardiotomy extracorporeal life support in adult patients[J].J Thorac Cardiovasc Surg, 2021, 161(4): 1287-1331.

[8]Naidu SS, Baran DA, Jentzer JC, et al.SCAI SHOCK Stage Classification Expert Consensus Update: A Review and Incorporation of Validation Studies: This statement was endorsed by the American College of Cardiology(ACC), American

College of Emergency Physicians(ACEP), American Heart Association(AHA), European Society of Cardiology(ESC)Association for Acute Cardiovascular Care(ACVC), International Society for Heart and Lung Transplantation(ISHLT), Society of Critical Care Medicine(SCCM), and Society of Thoracic Surgeons(STS)in December 2021[J].J Am Coll Cardiol, 2022, 79(9): 933-946.

[9]Stawiarski K, Ramakrishna H.The Pulmonary Artery Catheter in Cardiogenic and Post-Cardiotomy Shock-Analysis of Recent Data[J].J Cardiothorac Vasc Anesth, 2022, 36(8 Pt A): 2780-2782.

[10]Masud F, Gheewala G, Giesecke M, et al.Cardiogenic Shock in Perioperative and Intraoperative Settings: A Team Approach[J].Methodist Debakey Cardiovasc J, 2020, 16(1): e1-7.

ECMO在冠状动脉旁路移植术后低心排综合征的应用

一、病历摘要

患者男性，69岁，主因"活动后胸痛12年，再发加重10天"由急诊以"冠状动脉粥样硬化性心脏病"于2022年11月15日收入CCU。

现病史： 患者12年前活动后出现胸痛，持续数小时不缓解，无出汗、放射痛等不适，在濮阳市某医院就诊，诊断"急性心肌梗死"，植入支架1枚（具体不详），术后规律服用冠心病二级预防药物，病情稳定。3年前再次出现胸痛，在郑州某医院就诊，诊断"急性心肌梗死"，再次行PCI（具体不详），术后仍有反复劳力性心绞痛，发作时自行含服硝酸甘油可缓解。近1年余先后3次因再发胸痛在郑州某医院住院，心脏彩超示左心扩大，左室壁运动幅度普遍减弱，二尖瓣中度关闭不全，主动脉瓣、三尖瓣轻度关闭不全，左心功能下降（具体数值不详），每次均复查冠脉造影，2021年9月27日在LM、LAD共植入支架2枚，并行药物球囊扩张术；2022年2月11日在LAD行药物球囊扩张术；2022年7月17日冠脉造影示冠脉分布呈右优势型，LM-LAD中段支架内弥漫狭窄，最重90%，向前血流TIMI 3级，LAD内膜不光滑，近中段支架内弥漫狭窄，最重90%，向前血流TIMI 3级，D2内膜不光滑，开口至近段狭窄最重40%，LCX内膜不光滑，近段开口闭塞，中远段可见支架影，向前血流TIMI 0级，RCA内膜不光滑，近段闭塞，向前血流TIMI 0级，可见S1、S2至PL、PD侧支循环形成。于LM-LAD近中段病变处行药物球囊扩张术，术后予抗血小板、抗凝、调脂、控制心率、降低心肌氧耗等药物治疗，患者症状稍缓解，2022年7月22日尝试开通LCX、RCA闭塞处不成功，与患者沟通，建议评估外科搭桥手术，患者拒绝，予带药出院。近10天患者反复出现胸痛，于活动及休息时均可出现，解大便亦可诱发，持续数分钟至十余分钟不等，休息后可逐渐缓解，含服硝酸甘油能迅速缓解。患者自觉症状发作逐渐频繁，伴气促、平卧时干咳，无出汗、放射痛等不适，遂今来我院门诊，查心电图示窦性心律，室内传导阻滞，$V_2 \sim V_6$导联ST段明显压低，Ⅲ导联见异常Q波，ST段轻微抬高，高敏肌钙蛋白T 0.177ng/ml↑，高敏肌钙蛋白I 1.077ng/ml↑，遂转至急诊，床旁心脏彩超示左心扩大（LVDd 65mm），左室下壁基底段及部分中段、左室前壁、室间隔心尖段及部分中段略薄，二尖瓣轻-中度反流，主动脉瓣、三尖瓣轻度反流，左室壁运动减弱，以上述变薄节段减弱显著，未见矛盾运动，EF 33%，收入CCU进一步治疗。起病以来，患者精神可，胃纳一般，睡眠欠佳，大小便正常，体重无明显变化。

既往史及个人史： 颈动脉粥样硬化、轻度贫血、前列腺增生、肾囊肿、甲状腺结节病史。其他无特殊。

入院查体： 体温36.3℃，脉搏85次/分，呼吸22次/分，血压111/65mmHg。神志清晰，无病容，自主体位。眼睑无水肿，球结膜无水肿，无巩膜黄染，瞳孔等大、等圆。无口唇发绀，甲状腺无肿大。无颈静脉怒张，颈部血管无杂音。双肺呼吸音粗，可闻及湿啰音及少许干啰音。心前区无隆起，心尖冲动位于左锁骨中线第5肋间外侧0.5cm，震颤未触及，心脏浊音界增大，心律齐，心率85次/分，无心包摩擦音，心音正常，A2＝P2，未闻及心脏杂音及额外心音，移动性浊音：阴性，腹部：平坦，无压痛及反跳痛，肠鸣音正常。肝颈静脉回流征：阴性，下肢无水肿，病理反射未引出。

入院诊断：

冠状动脉粥样硬化性心脏病

　急性非ST段抬高型心肌梗死

　陈旧性心肌梗死

　　经皮冠状动脉支架置入术后

　　冠状动脉球囊扩张术后

缺血性心肌病

心功能Ⅱ级（Killip分级）

心律失常

偶发房性期前收缩

偶发室性期前收缩

颈动脉粥样硬化

轻度贫血

前列腺增生

肾囊肿

甲状腺结节

入院后辅助检查：

1. 化验检查

动脉血气分析：酸碱度7.53↑，氧分压76mmHg↓，二氧化碳分压29mmHg↓，乳酸0.8mmol/L。

血常规：白细胞计数7.63×10⁹/L，中性粒细胞百分比81.7%↑，血红蛋白109g/L↓；超敏C反应蛋白54.40mg/L↑；降钙素原0.035ng/ml；白介素6 141.7pg/ml↑；高敏肌钙T 0.566ng/ml↑，高敏肌钙蛋白I 5.841ng/ml↑；N末端B型钠尿肽前体7403pg/ml↑。

凝血功能：凝血酶原时间测定17.00秒↑，国际标准化比值1.40↑，活化部分凝血活酶时间56.8秒↑。

血生化：血钾3.69mmol/L，血钠134mmol/L↓，肌酐58μmol/L↓，谷丙转氨酶12U/L，谷草转氨酶32U/L，总胆红素9.9μmol/L，白蛋白29.6g/L↓，总胆固醇2.97mmol/L，低密度脂蛋白胆固醇1.60mmol/L，肌酸激酶365U/L↑，肌酸激酶同工酶38.91ng/ml↑，空腹血糖4.72mmol/L；糖化血红蛋白6.12%↑。

尿常规、甲状腺功能、乙肝、丙肝、艾滋、梅毒未见明显异常。

2. 心电图　窦性心律，室内传导阻滞，左心室肥大，Ⅲ导联见异常Q波，ST-T段异常（病例14图1）。

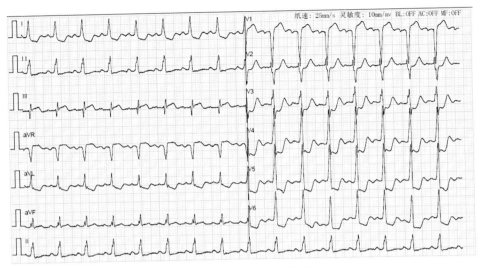

病例14图1　入院心电图

3．入院床旁胸片　心影增大。主动脉影增宽，弓壁钙化。两肺纹理增重，散在斑片模糊影及条索影。两侧肋膈角消失（病例14图2）。

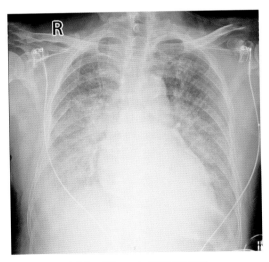

病例14图2　入院床旁胸片

4．床旁心脏超声　符合缺血性心肌病改变。左心扩大，左室下壁基底段及部分中段、左室前壁、室间隔心尖段及部分中段略薄，未见附壁血栓回声，心包腔内未见液性暗区；二尖瓣对合稍错位，余瓣膜结构及活动未见明显异常；多普勒检查：未见分流，二尖瓣中-重度反流，主动脉瓣轻-中度反流；心功能：左室壁运动减弱，以上述变薄节段减弱显著，未见矛盾运动。左室舒张末径65mm，EF 30%（病例14图3）。

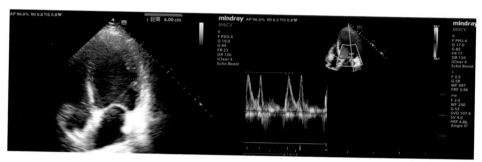

病例14图3　床旁心脏超声

二、诊疗经过

2022年11月15日入院后急性左心衰竭反复发作，急性心肌梗死、心力衰竭、肺部感染诊断明确，炎症指标高，予加用左西孟旦静脉泵入，无创呼吸机辅助通气，予双联抗血小板、抗凝、调脂、稳定斑块、扩冠、控制心室率、利尿、补钾、祛痰、抗感染等治疗。

2022年11月18日行IABP辅助，经上述治疗后患者心力衰竭症状及心绞痛症状好转。

2022年11月23日复查冠脉造影提示：左主干开口至左前降支近段见支架影，支架内弥漫狭窄，左主干开口狭窄80%～90%，支架出口处狭窄约90%，远端血流TIMI 3级；可见侧支循环至右冠远段隐约显影；回旋支自开口完全闭塞，血流TIMI 0级，近段至远段可见长支架影，支架前见钙化影；右冠自近段完全闭塞，近、中段弥漫钙化影，远段可见支架影，血流TIMI 0级。患者冠脉病变重，请外科会诊后建议CABG，并做搭桥术前调整。

2022年12月7日行CABG＋MVP，桥流量满意，术中食管超声提示解剖畸形矫治满意，心功能差，LVEF 23%。体外循环停机后循环难以维持，遂予以

VA-ECMO（插管部位：左股动脉17F、左股静脉21F）辅助循环。术后转入ICU，经ECMO＋IABP维持血流动力学平稳，调整液体负荷、抗感染及搭桥＋瓣膜常规术后管理。

2022年12月12日血流动力学稳定，心功能较前改善，LVEF 26%，在IABP＋少量血管活性药物维持循环下撤除ECMO，ECMO共辅助114小时。

ECMO辅助期间相关指标见病例14图4至病例14图11。

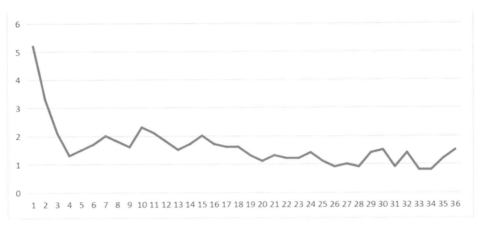

病例14图4　乳酸变化

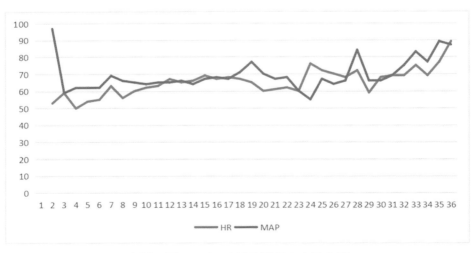

病例14图5　ECMO辅助期间心率及血压

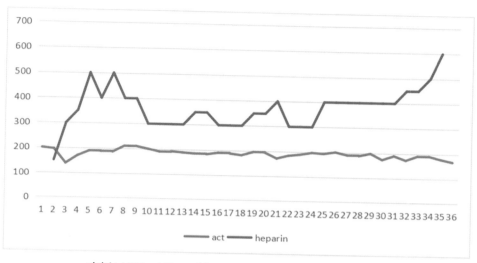

病例14图6　ECMO辅助期间肝素及全血凝固时间变化

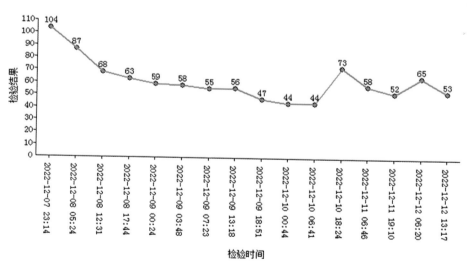

病例14图7　血小板计数变化

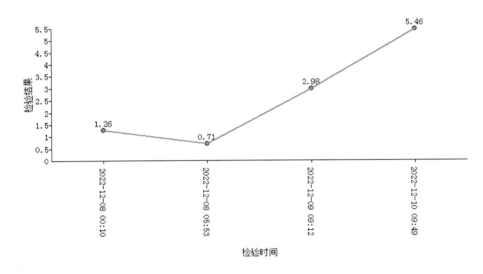

病例14图8　D-二聚体定量变化

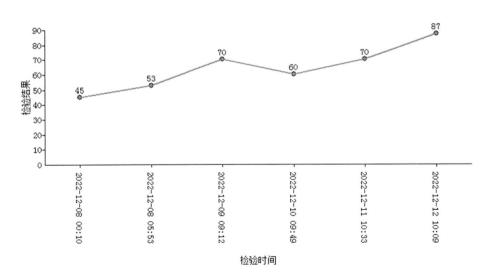

病例14图9　血浆抗凝血酶Ⅲ活性测定变化

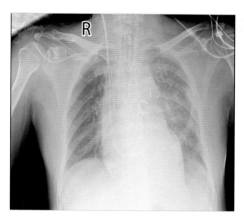

病例14图10 ECMO上机当日胸片

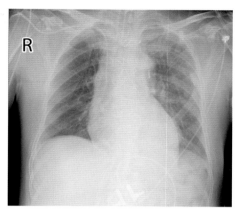

病例14图11 撤机当日胸片

2022年12月17日撤除呼吸机，予高流量湿化辅助呼吸。

2022年12月18日撤除IABP。LVEF 33%。

2023年1月3日转入普通外科病房，行术后康复锻炼，LVEF 37%。

2023年1月19日出院。

出院诊断：

冠状动脉粥样硬化性心脏病

  急性非ST段抬高型心肌梗死

  陈旧性心肌梗死

    经皮冠状动脉支架置入术后

    冠状动脉球囊扩张术后

  缺血性心肌病

  二尖瓣中重度关闭不全

  心功能Ⅱ级（Killip分级）

心律失常

  偶发房性期前收缩

  偶发室性期前收缩

颈动脉粥样硬化

轻度贫血

前列腺增生

肾囊肿

甲状腺结节

三、病例讨论

缺血性心肌病常导致左心室射血分数降低，此类患者有发生各种不良心血管事件的风险，且死亡率较高。对于射血分数严重减低的患者，在具有合适冠状动脉条件下，冠状动脉旁路移植术是最佳的治疗方法[1]。但此类患者手术风险极大，术后并发低心排综合征的风险较高，而并发严重低心排综合征是导致心脏术后患者死亡的主要原因。CI正常水平为3~4L/（min·m²），若患者术后CI降至3L/（min·m²）以下，且伴随周围血管收缩与组织灌注不足症状，则可诊断为低心排综合征[2]。

主动脉内球囊反搏（IABP）是目前应用比较广泛的治疗急性心脏功能衰竭的机械循环辅助装置，体外膜肺氧合（ECMO）也日益广泛地应用于急性心肺功能衰竭的救治。但由于两者作用均存在一定局限，对于难治性心源性休克单独使用IABP或ECMO不能达到理想效果，而两者联合应用在原理上可以起到协同互补的作用。

IABP增加冠脉血运及氧供，降低心脏后负荷。不但能提高心输出量10%~20%，还增加内脏器官血液灌注，改善微循环。但是，这种改善很大程度上取决于心脏本身功能，IABP需要心脏有一定的功能，收缩压维持50mmHg以上，才能发挥有效作用[3]。在常规治疗效果差或无效时，且在患者心功能严重降低时，则需通过ECMO维持循环及氧供，在没有或较少应用正性肌力药物作用下，心肌获得充分休息，能量储备增加，同时能为患者康复争取宝贵时间。ECMO采用逆行灌注会增加左心后负荷。而且，ECMO提供的血流为非搏动性灌注，容易导致组织灌注不足。IABP与VA-ECMO的联合应用可以将VA-ECMO的非搏动性灌注由IABP转换成搏动性灌注，使患者的灌注更接近于人体的生理状态，改善脏器的灌注效果，亦可降低心脏后负荷。此病例采用VA-ECMO＋IABP联合辅助循环，减少ECMO运行的时间，心功能恢复到一定水平，由IABP单纯继续辅助，减少长时间ECMO运行带来的并发症。一项回顾性分析报告中也指出，ECMO联合IABP治疗心脏术后严重低心排综合征的临床效果较为理想，可有效改善患者心功能与内环境[4]。ECMO联合IABP对心脏术后低心排综合征的临床疗效显著，可促进患者心功能恢复，改善患者预后。

对于此类高危冠脉搭桥患者，行机械辅助的介入时机尤为重要。理论上，ECMO应在长时间的厌氧代谢和不可逆的终末器官损伤开始之前就开始实施。由于术前高危因素、体外循环（CPB）引起的代谢改变、外科压力、潜在疾病或围术期并发症以及药物血流动力学支持的不同影响和相互作用，很难确定ECMO的适当时机。通常，心脏切开术后VA-ECMO要么是由于CPB停机失败而术中植入，要么是在重症监护病房（ICU）发生心源性休克和心搏骤停植入。尽管高危患者的预防性支持越来越受普及和关注，然而，患者在术中或术后选择的具体驱动因素、时间、适应证和预防或救援方法尚未得到详细研究。一项多中心回顾性观察心脏术后体外生命支持（PELS-1）的研究比较了分别在手术室（术中）与ICU（术后）接受ECMO辅助两组患者住院期间和出院后的结局，术中接受ECMO治疗的幸存者的ECMO辅助时间明显短于术后接受ECMO治疗的幸存者，且并发症和再次干预手术更少，而术后ECMO的死亡率高于术中死亡率[5]。虽然在难治性心源性休克的早期阶段植入ECMO可获得更好的临床结果，但是，由于VA-ECMO是侵入性极高的耗材，过早植入（例如，对于没有ECMO即可恢复的患者）会增加风险和资源浪费。因此，在日常临床实践中由外科医生和重症监护医生植入ECMO是具有挑战性的，但也越来越普遍。

根据特定的患者特征确定心脏术后患者ECMO的最佳植入地点和时机，才是改善住院结局的保障。

（刘玉富　张雪娇）

参考文献

[1]Velazquez EJ, Lee kL, Jones RH, et al.Coronary-artery bypass surgery in patients with ischemics cardiomyopathy[J].N Engl J Med, 2016, 374(16): 1511-1520.

[2]张海涛, 杜雨, 曹芳芳, 等.低心排血量综合征中国专家共识[J].解放军医学杂志, 2017, 42(11): 933-944.

[3]Cheng JM, Valk SD, den Uil CA, et al.Usefulness of intra-aortic balloon pump counterpulsation in patients with cardiogenic shock from acute myocardial infarction[J].Am J Cardiol, 2009, 104(3): 327-332.

[4]刘海霞.体外膜肺氧合联合主动脉内球囊反搏辅助治疗心脏术后严重低心排综合征[J].中国基层医药, 2015, 22(14): 2132-2134, 2135.

[5]Mariani S, PELS-1 Investigators.The importance of timing in post-cardiotomy veno-arterial extracorporeal membrane oxygenation: a descriptive multicenter observational study[J].J Thorac Cardiovasc Surg, 2023, 166(6): 1670-1682.e33.

ECMO在感染性心内膜炎急诊术后的应用

一、病历摘要

患者男性，36岁，身高172cm，体重62.5kg，BMI 21.1。主因"发热1个月余，加重伴活动后胸闷、气促1周"于2022年11月3日入院。

现病史：患者于1个月前无明显诱因出现发热，外院按"感冒治疗"，效果不佳，1周前开始出现活动后胸闷、气短症状，影响日常生活、劳动，无咳痰、咯血、发绀、晕厥、水肿；夜间能平卧入睡。遂于外院就诊，查心脏超声：主动脉瓣二瓣化畸形合并赘生物及瓣周脓肿，重度反流；颅脑磁共振：提示亚急性脑栓塞，MRA无明显异常。超声：二叶主动脉瓣（瓣叶破损可能），赘生物形成，重度反流，二尖瓣中度反流；脾大，脾内异常回声团，考虑梗死灶可能。CT：左心增大；双肺瘀血改变。考虑双肺散在炎性渗出灶或/合并节段性肺膨胀不全。双肺肺气肿。右侧胸腔中量积液，左侧胸腔少量积液。血培养示缓症链球菌，对青霉素敏感。现为行手术治疗来我院就诊，门诊以"感染性心内膜炎"收入院。

既往史及个人史：平素体健，无特殊。

入院查体：体温37.2℃，脉搏99次/分，呼吸21次/分，血压94/47mmHg。神志清楚，颈静脉无充盈。双肺呼吸音清，未闻及干湿啰音。心前区无隆起，未见异常搏动，触诊心尖冲动正常，无震颤，无心包摩擦感，叩诊心浊音界正常，听诊心率99次/分，心律齐，胸骨左缘2～3肋间可闻及3级舒张期吹风样心脏杂音，无心包摩擦音。腹软，无压痛、反跳痛，未肠鸣音正常。双下肢不肿，皮肤湿冷，四肢末梢皮温偏低。

入院诊断：

感染性心内膜炎

主动脉瓣赘生物

主动脉瓣周脓肿

主动脉瓣重度关闭不全

二尖瓣轻度关闭不全

左心扩大

入院后辅助检查：

1. 抽血化验

动脉血气分析：酸碱度7.53，动脉血氧分压160mmHg，二氧化碳分压31mmHg，乳酸1.7mmol/L，碱剩余3.2mmol/L，碳酸氢根25.9mmol/L，钠131mmol/L，钾3.8mmol/L，血红蛋白95g/L。

血常规：白细胞计数11.50×10⁹/L，中性粒细胞百分比85.4%↑，血红蛋白107g/L↓，血小板计数132×10⁹/L。

电解质：钾3.3mmol/L↓，钠136mmol/L，氯97.9mmol/L，钙2.12mmol/L。

肝功能：谷丙转氨酶16U/L，谷草转氨酶26U/L↑，γ谷氨酰转肽酶29U/L，总胆红素26.1μmol/L↑，直接胆红素9.4μmol/L↑，间接胆红素16.7μmol/L↑，白蛋白25.4g/L↓。

肾功能：肌酐88μmol/L，尿素氮5.33mmol/L，胱抑素C 1.51mg/L↑。

肌酸激酶12U/L↓，肌酸激酶同工酶0.82U/L，乳酸脱氢酶226U/L。

高敏肌钙蛋白I 0.069ng/ml↑，高敏肌钙蛋白T 0.033ng/ml↑。

N末端B型钠尿肽前体8913pg/ml↑。超敏C反应蛋白34.08mg/L↑，血沉69mm/h↑，D-二聚体1.23mg/L↑。

病原学：肺支原体抗体、肺衣原体抗体、EB病毒抗原、单纯疱疹病毒Ⅰ＋Ⅱ型抗体、柯萨奇病毒抗体未见明显异常。

甲状腺功能、传染病四项等结果正常。

2. 心电图　窦性心动过速，R波上升不良。

3. 胸片　左心圆隆，双下肺多发炎症并双侧少许胸腔积液（病例15

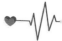

图1）。

4．心脏超声　二叶主动脉瓣（瓣叶破损可能），赘生物形成，重度反流；二尖瓣中度反流；左心扩大，主动脉窦部及升主动脉扩张，心包积液。

5．胸腹髂CTA　主动脉瓣二叶瓣，局部破损并周围少许赘生物可能；左心增大，双肺瘀血改变，双肺散在炎性渗出灶/合并阶段性肺膨胀不全，双肺肺气肿，右侧胸腔中量积液，左侧胸腔少量积液；脾脏低密度灶，脾梗死可能。

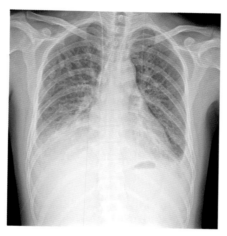

病例15图1　胸片

二、诊疗经过

入院后完善相关检查，根据患者心脏超声结果：主动脉瓣赘生物形成、主动脉瓣重度关闭不全诊断明确，手术指征存在，且合并脾梗死可能、外院颅脑磁共振提示亚急性脑栓塞，MRA无明显异常。考虑患者感染重，病情进展迅速，在家属前来过程中可能出现急性心力衰竭、恶性心律失常、脑梗死、脑出血甚至猝死可能，遂于2022年11月9日急诊手术，行"全身麻醉下行主动脉瓣赘生物清除＋主动脉瓣机械瓣置换＋心表临时起搏器安装"。

手术情况：术中打开右侧胸腔，吸出约1000ml淡黄色胸腔积液，左侧胸腔广泛粘连，不能进入胸腔；见主动脉瓣二叶瓣畸形，瓣叶上大量赘生物形成，左冠瓣穿孔。感染累及左冠瓣及右冠瓣前交界处，向下延伸至左室流出道约1cm，前交界处瓣环已被感染侵蚀破坏并消失。术中彻底清除感染组织，以自体心包片，自左室流出道至主动脉窦壁成形前交界处缝合，重建瓣环，置入19#Regent机械瓣，手术过程顺利，开放主动脉后心脏自动复跳，安装心表临时起搏器，仔细止血关胸，关胸过程中患者气管插管中出现较多淡黄色泡沫状稀薄分泌物，致末梢血氧饱和度下降，最低下降至血氧饱和度65%，予以反复吸痰、膨肺、调整呼吸机参数，静脉注射甲强龙500mg，呋塞米静脉利尿等治疗，血氧饱和度仍维持不足90%以上，连续抽查动脉血气分析提示乳酸进行性上升。

考虑患者心功能不全、全身炎症反应等因素，肺水肿，肺换气功能下降，呼吸机辅助及药物调整无法改善患者目前病情，遂决定在手术室即行VA-ECMO循环支持。ECMO辅助后患者血氧改善，血氧饱和度随即上升至90%左右，固定管道后转入术后ICU重症监护治疗。

ECMO相关信息：VA-ECMO左侧股动脉（切开）17F；右侧股静脉（穿刺）19F。

ECMO流量3.4L/min，转速3430R/min，通气量2.0L，氧浓度60%，多巴胺3μg/（kg·min），去甲肾上腺素0.05μg/（kg·min），硝酸甘油0.2μg/（kg·min）。

ECMO管理：

循环：ECMO转速2585～3500R/min，流量1.8～4.6L/min，通气量1.0～4.2L，氧浓度40%～100%，收缩压72～119mmHg/舒张压60～82mmHg，平均动脉压52～93mmHg，心率74～142次/分，中心静脉压5～8mmHg，ECMO运转第3天，停用多巴胺，肾上腺素0.02μg/（kg·min）维持，第4天停用肾上腺素。

呼吸机参数：潮气量360～580ml，氧浓度40%～100%，PEEP 0～8cmH$_2$O，RR 8～12次/分，PIP 19～29cmH$_2$O，驱动压13～20cmH$_2$O。

内环境：乳酸峰值4.8mmol/L，ECMO运转第2天逐渐下降，至撤机时已恢复正常水平，氧分压48～233mmHg，二氧化碳分压25～60mmHg。

抗凝：肝素用量200～1400U/h，全血凝固时间158～258秒，活化部分凝血活酶时间41.4～136.1秒。

心肌酶与N末端B型钠尿肽前体：ECMO运转第2天心肌酶及N末端B型钠尿肽前体均呈现不同程度的下降趋势，直至基本恢复正常水平（病例15图2、病例15图3）。

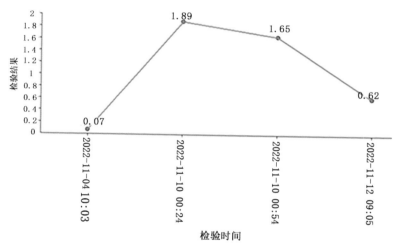

病例15图2　高敏肌钙蛋白I变化

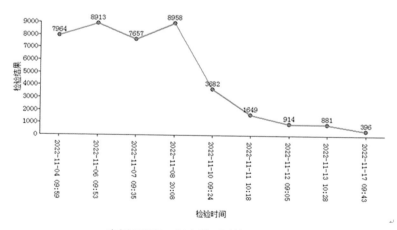

病例15图3　N末端B型钠尿肽前体

肝肾功能：总胆红素峰值107.2μmol/L，直接胆红素峰值88.7μmol/L，ECMO运转第3天逐渐下降，肌酐峰值167μmol/L，尿素氮峰值16.48mmol/L，ECMO运转第2天逐渐下降，肝肾功能各项指标至撤机时均已恢复正常水平。

血液系统：ECMO辅助期间共输注6.5U红细胞、400ml新鲜冰冻血浆。

ECMO辅助83小时15分钟后，患者心肺功能恢复，通过泵控逆流试验，复查动脉血气分析满意，氧分压145mmHg，二氧化碳分压33mmHg，乳酸0.7mmol/L，逐渐减小ECMO流量后循环波动不大，予撤除ECMO，左侧股动脉予切开缝合修复，右侧股静脉穿刺口予压迫止血。术后在ICU继续监护治疗，于2022年11月16日拔除气管插管，2022年11月21日转回外科病房，复查心脏超声提示主动脉瓣机械瓣功能未见明显异常，左室收缩功能未见异常（LVEF 57%），余瓣叶结构及活动未见明显异常，心包腔内未见液性暗区（病例15图4）。2022年12月1日患者无明显不适，予带药出院。

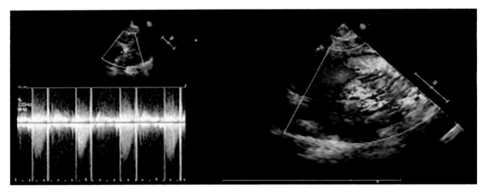

病例15图4　复查心脏超声

出院诊断：

感染性心内膜炎

主动脉瓣赘生物

主动脉瓣周脓肿

主动脉瓣重度关闭不全

二尖瓣中度关闭不全

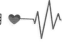

升主动脉扩张

主动脉窦部扩张

左心扩大

心功能Ⅳ级

慢性心力衰竭

低蛋白血症

贫血

低钾血症

脑栓塞

脾梗死

三、病例讨论

心脏术后因心肌保护不佳、心肌损伤等原因可导致暂时性心功能障碍，即心肌顿抑。而心脏术后心力衰竭的特点是多由再灌注损伤引起的暂时心肌顿抑所致；确定无其他心脏结构异常或心肌梗死；心功能很差，药物或主动脉内球囊反搏（IABP）不能维持循环；一般在体外膜肺氧合（ECMO）有效支持4~6天心功能恢复。因此，心脏手术后由体外循环（CPB）转换成ECMO，可进一步给予长时间机械辅助。有证据表明，心脏手术相关的大多数ECMO植入都发生在心脏术后心源性休克阶段，0.3%~3.6%的心脏手术患者无法脱离CPB或出现严重术后并发症，大剂量血管活性药物无法维持循环时通常会采取ECMO辅助治疗[1-4]。本例患者即在常规药物等保守治疗下心肺功能无法改善，病情持续恶化，急需更为有效的机械辅助治疗以降低术后并发症发生率。经多学科讨论，该患者行ECMO辅助支持是可行的，它可以稳定血流动力学，一定程度上使术后受损的心肌得到充分休息，给心肺功能恢复创造恢复的时间和机会，病程中配合临床上的康复治疗手段，该患者恢复基本满意。

ECMO作为有效的循环辅助手段，可使用的范围较广。决定ECMO成功的因素主要有三方面：第一要选择合适的适应证；第二给予有效ECMO支持，

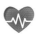

若无效时要及时终止；第三达到目的后及时撤除ECMO，避免时间过长产生并发症。尽管如此，因地理差异、文化因素、不同的医疗保健制度影响[5]，各机构在ECMO的应用时机方面仍存在很大差异[6]。通常术中ECMO倾向应用于在情况不稳定下手术的患者（例如，更高的肌酐浓度、更低的左心室射血分数、既往心脏手术、更高的欧洲心脏手术风险评估系统Ⅱ评分、术前心力衰竭、肺水肿以及紧急手术）、接受复杂手术CPB时间显著延长以及术中乳酸水平更高的患者。事实上，这些变量大多在之前的研究中已经被确定为与ECMO死亡率相关的变量，这可能也是支持外科医生选择术中直接植入ECMO的因素[7-13]。外科医生认为在可控条件下对复杂/危重手术患者行ECMO植入，本质上是更安全的。

令人惊讶的是，与术后植入ECMO相比，术中预防性应用ECMO患者的住院死亡率降低了7%[14]。此外，与术后接受ECMO支持的幸存者相比，术中接受ECMO支持的幸存者通常ECMO运行时间更短。因此该研究结果支持在高危患者术中预防性应用ECMO[14]。此外，了解在术中可能需要ECMO支持患者的术前临床特征有助于制订诊疗计划和流程，这对于熟悉术中预防性应用ECMO支持治疗的团队尤为重要[1, 3]。我们只能推测，这种方法可能对那些因CPB脱机失败以外的原因接受术中ECMO支持的患者有利。事实上，在这个特定的患者组中术中使用ECMO时，死亡率下降到55.6%。研究表明，大多数心脏术后ECMO的支持应用发生在术后24～48小时，因为此时手术并发症更常见，如心肌顿抑和全身炎症反应，同时氧输送可能受到贫血、血液稀释、心律失常和肺部问题的影响。理想情况下，对于难治性心源性休克，应在术后6小时内，在难治性终末器官衰竭或出现无氧代谢（乳酸<4mmol/L）之前，并在没有术后大出血的情况下考虑行ECMO支持治疗[1]。即使在潜在的低风险患者中，当出现严重并发症或进展性休克的迹象时，也应迅速采取行动，实施准确的血流动力学评估，在心搏骤停发生之前考虑行ECMO支持治疗[15-17]。这对术后急性右心衰竭的患者同样适用，术后发生急性右心衰竭占术后ECMO适应证的16%。尽管术中发生右心衰竭会立即采取药物治疗，但这些患者在术后ICU早期有进行性难治性心脏损害的风险，常预后不佳[18]。此

外，围术期右心衰竭可以通过术前或术中情况来预测是否需要临时的预防性ECMO支持，但对于非幸存患者，这种支持的应用时机通常过晚[19]。总体而言，手术后的48小时被认为是可能出现更严重并发症风险或需要术后ECMO预防性支持患者的关键时机，这期间在发生难治性终末器官衰竭之前预防性植入ECMO至关重要。

（颜　倩　彭　盼）

参考文献

[1]Lorusso R, Whitman G, Milojevic M, et al.2020 EACTS/ELSO/STS/AATS expert consensus on post-cardiotomy extracorporeal life support in adult patients[J].J Thorac Cardiovasc Surg, 2021, 161(4): 1287-1331.

[2]Kowalewski M, Zielinski K, Brodie D, et al.Venoarterial Extracorporeal Membrane Oxygenation for Postcardiotomy Shock-Analysis of the Extracorporeal Life Support Organization Registry[J].Crit Care Med, 2021, 49(7): 1107-1117.

[3]Lorusso R, Raffa GM, Alenizy K, et al.Structured review of post-cardiotomy extracorporeal membrane oxygenation: part 1-Adult patients[J].J Heart Lung Transplant, 2019, 38(11): 1125-1143.

[4]Lomivorotov VV, Efremov SM, Kirov MY, et al.Low-Cardiac-Output Syndrome After Cardiac Surgery[J].J Cardiothorac Vasc Anesth, 2017, 31(1): 291-308.

[5]Mariani S, van Bussel B, Ravaux JM, et al.Variables associated with in-hospital and postdischarge outcomes after postcardiotomy extracorporeal membrane oxygenation: Netherlands Heart Registration Cohort[J].J Thorac Cardiovasc Surg, 2023, 165(3): 1127-1137.

[6]Biancari F, Dalen M, Fiore A, et al.Multicenter study on postcardiotomy venoarterial extracorporeal membrane oxygenation[J].J Thorac Cardiovasc Surg, 2020, 159(5): 1844-1854.

[7]Fux T, Holm M, Corbascio M, et al.Venoarterial extracorporeal membrane oxygenation for postcardiotomy shock: Risk factors for mortality[J].J Thorac Cardiovasc Surg, 2018, 156(5): 1894–1902.

[8]Fux T, Holm M, van der Linden J.Arterial lactate before initiation of venoarterial extracorporeal membrane oxygenation for postcardiotomy shock improves postimplant outcome prediction[J].J Thorac Cardiovasc Surg, 2019, 157(5): e266–267.

[9]Biancari F, Fiore A, Jonsson K, et al.Prognostic Significance of Arterial Lactate Levels at Weaning from Postcardiotomy Venoarterial Extracorporeal Membrane Oxygenation[J].J Clin Med, 2019, 8(12): 2218.

[10]Hu R, Broad JD, Osawa EA, et al.30–Day Outcomes Post Veno–Arterial Extra Corporeal Membrane Oxygenation(VA–ECMO)After Cardiac Surgery and Predictors of Survival[J].Heart Lung Circ, 2020, 29(8): 1217–1225.

[11]Li CL, Wang H, Jia M, et al.The early dynamic behavior of lactate is linked to mortality in postcardiotomy patients with extracorporeal membrane oxygenation support: A retrospective observational study[J].J Thorac Cardiovasc Surg, 2015, 149(5): 1445–1450.

[12]Mashiko Y, Abe T, Tokuda Y, et al.Extracorporeal membrane oxygenation support for postcardiotomy cardiogenic shock in adult patients: predictors of in–hospital mortality and failure to be weaned from extracorporeal membrane oxygenation[J].J Artif Organs, 2020, 23(3): 225–232.

[13]Xie H, Yang F, Hou D, et al.Risk factors of in–hospital mortality in adult postcardiotomy cardiogenic shock patients successfully weaned from venoarterial extracorporeal membrane oxygenation[J].Perfusion, 2020, 35(5): 417–426.

[14]Mariani S, Wang IW, van Bussel B, et al.The importance of timing in postcardiotomy venoarterial extracorporeal membrane oxygenation: A descriptive multicenter observational study[J].J Thorac Cardiovasc Surg, 2023, 166(6): 1670–1682.e33.

[15]Naidu SS, Baran DA, Jentzer JC, et al.SCAI SHOCK Stage Classification Expert Consensus Update: A Review and Incorporation of Validation Studies: This statement was endorsed by the American College of Cardiology(ACC), American College of Emergency Physicians(ACEP), American Heart Association(AHA), European Society of Cardiology(ESC)Association for Acute Cardiovascular Care(ACVC), International Society for Heart and Lung Transplantation(ISHLT), Society of Critical Care Medicine(SCCM), and Society of Thoracic Surgeons(STS) in December 2021[J].J Am Coll Cardiol, 2022, 79(9): 933–946.

[16]Stawiarski K, Ramakrishna H.The Pulmonary Artery Catheter in Cardiogenic and Post–Cardiotomy Shock–Analysis of Recent Data[J].J Cardiothorac Vasc Anesth, 2022, 36(8 Pt A): 2780–2782.

[17]Masud F, Gheewala G, Giesecke M, et al.Cardiogenic Shock in Perioperative and Intraoperative Settings: A Team Approach[J].Methodist Debakey Cardiovasc J, 2020, 16(1): e1–7.

[18]Kapur NK, Esposito ML, Bader Y, et al.Mechanical Circulatory Support Devices for Acute Right Ventricular Failure[J].Circulation, 2017, 136(3): 314–326.

[19]Anderson M, Morris DL, Tang D, et al.Outcomes of patients with right ventricular failure requiring short–term hemodynamic support with the Impella RP device[J]. J Heart Lung Transplant, 2018, 37(12): 1448–1458.

ECMO在再次双瓣置换术后低心排的应用

一、病历摘要

患者男性，58岁，体重74kg。主因"双瓣置换术后10年，再发活动后气促4个月"于2020年3月19日入院。

现病史：患者2010年因"心脏瓣膜病"行"双瓣置换术（生物瓣）"，术后一般情况可，定期门诊复查心脏彩超，2019年6月10日心脏彩超提示二尖瓣生物瓣轻中度反流，LVEF 47%。4个月前患者无明显诱因下出现活动后气促，爬楼2层即出现喘息，休息后可缓解，自觉胸前区可触及震颤。就诊我院，门诊查心脏彩超提示"二尖瓣生物瓣脱垂，重度反流，LVEF 28%"，建议住院手术治疗。今为求手术治疗，门诊以"二尖瓣反流、二尖瓣生物瓣衰败、双瓣置换术后"收入院。自发病以来患者精神、睡眠可，饮食、二便基本正常，近3个月体重无明显变化。

既往史及个人史：2010年行"双瓣置换术"，高血压病史，长期口服硝苯地平控释片30mg 1次/日。否认糖尿病、冠心病、脑梗死、肾病等病史，否认肝炎、结核、伤寒等传染病史，预防接种史不详，否认药物、食物过敏史，否认外伤史。

入院查体：神志清楚，正常面容。呼吸运动对称，节律规则，胸廓活动度正常对称，语音震颤正常对称，无胸膜摩擦感，叩诊清音，肺下界及移动度叩诊正常对称，听诊双肺呼吸音清，未闻及明显干湿啰音，无胸膜摩擦音。心前区无隆起，未见异常搏动，叩诊心浊音界扩大，听诊心律规则，心音正常，无额外心音，广泛心前区可闻及收缩期吹风样杂音，4/6级，伴有震颤，无心包摩擦音。颈静脉无怒张，双下肢无水肿，四肢末梢搏动可闻及，无奇脉，无交替脉，周围血管征阴性。

入院诊断：

二尖瓣反流

具有假体心脏瓣膜

高血压1级

心功能Ⅲ级

入院后辅助检查：

1．化验检查

血沉：红细胞沉降率51mm/h（魏氏法）；N末端B型钠尿肽前体5661pg/ml↑，降钙素原0.137ng/ml；总胆红素18.2μmol/L↑，谷草转氨酶24U/L，肌酐259μmol/L，谷丙转氨酶14U/L。血红蛋白108g/L。

2．胸片　心脏瓣膜置换术后改变；两下肺少许炎症可能。心胸比率：0.55。

3．入院时心电图　心房颤动。

4．心脏超声　二尖瓣及主动脉瓣位生物瓣置换术后，二尖瓣位生物瓣脱垂、重度；主动脉瓣位生物瓣未见异常，左心扩大，室壁运动普遍减弱，升主动脉扩张，右房扩大，左室收缩功能下降。LVEF 37%。

二、诊疗经过

患者入院后即行强心、利尿、改善心功能等术前调整，并完善术前检查。

2020年4月16日：心包剥脱＋再次双瓣置换术＋三尖瓣成形术，术后5小时因低血压、尿少，药物治疗及IABP辅助后无明显改善，动脉血气分析示严重失代偿代谢性酸中毒，考虑术后严重低心排。经多学科会诊后予以VA–ECMO辅助。经右腹股沟切开置入股动（17F）、静脉（21F）插管。

2020年4月17日：多种血管活性药物＋IABP＋ECMO维持下，循环不稳定，动脉血气分析提示严重代谢性酸中毒，高乳酸血症，床旁超声提示心功能差，胸片提示右肺肺水肿明显行开胸探查术，术中清除右肺静脉旁血凝块，术后返ICU，循环稳定（病例16图1、病例16图2）。按瓣膜术后常规管理。

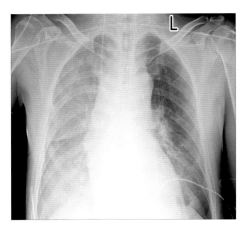

病例16图1　右肺静脉处血凝块清除前胸片

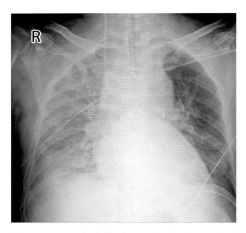

病例16图2　右肺静脉处血凝块清除后胸片

2020年4月18~19日：继续ECMO＋IABP＋多种血管活性药物维持循环，保证重要脏器有效灌注，机械辅助通气，持续CRRT治疗，控制感染、抗凝及营养支持等治疗。

2020年4月20日：血流动力学尚稳定，超声提示二尖瓣开放受限，不除外人工瓣膜血栓，LVEF 20%。

2020年4月21日：予以体外循环辅助下开胸探查，术中探查左心房附壁血栓形成，主要位于房间隔，人工二尖瓣左房面，后交界处至人工瓣环血栓形成，影响两瓣叶开放。予以左心血栓清除术（病例16图3、病例16图4），术后行彩超检查提示二尖瓣开放良好，LVEF 20%。

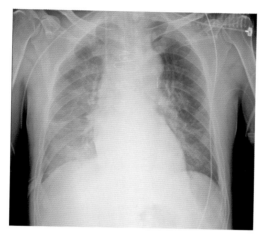

病例16图3　左心血栓清除术前胸片

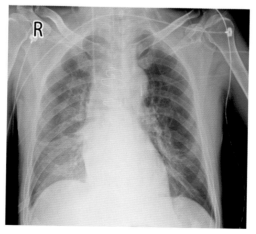

病例16图4　左心血栓清除术后胸片

2020年4月25日：心肺功能改善，少量血管活性药物维持下，试减ECMO流量，循环未见明显波动，经多学科讨论后，决定予以撤机，LVEF 26%。

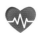

2020年4月27日：撤除呼吸机。

2020年4月29日：撤除IABP，少剂量血管活性药物维持循环。

患者于ICU康复治疗期间出现胆囊结石胆囊炎，后因保守治疗效果不佳转入外院进一步治疗。

ECMO运转时间：201小时14分，ECMO期间流量、心功能及内环境情况见病例16表1。

病例16表1　ECMO期间流量、心功能及内环境情况

	RPM（转/分）	流量（L/min）	血管活性药物[μg/（kg·h）]	血压（mmHg）	中心静脉压（cmH₂O）	LVEF	出入量（ml）	乳酸 mmol/L	末梢
上机前			DA：10 NE：0.2 E：0.2	72/46	11	20%		>15	凉
第1天	3540	3.5～3.7	DBA：3 NE：0.03 E：0.04	94/52	7～9	20%	−110	4.9	暖
第2天	3440	3.5～3.7	DBA：4 E：0.04	102～116/46～60	6～8	20%		1.2	暖
第3天	3440	3.4～3.6	DBA：0.5 E：0.01	82～116/43～60	7～9	20%	−3265	1.3	暖
第4天	3350	3.2～3.5	DBA：3 E：0.04	83～123/41～55	5～10	20%	−1900	1.5	暖
第5天	3476	3.6～3.6	DBA：8 NE：0.1 E：0.15	85～105/41～59	7～11	20%		2.6	凉
第6天	3425	3.4～3.6	DBA：8 NE：0.07 E：0.09	72～95/45～49	6～8	22%	−430	2.2	四肢温暖指趾尖凉

续表

	RPM（转/分）	流量（L/min）	血管活性药物［μg/（kg·h）］	血压（mmHg）	中心静脉压（cmH₂O）	LVEF	出入量（ml）	乳酸mmol/L	末梢
第7天	3360	3.3 ~ 3.4	DBA：5 E：0.06	82 ~ 105/41 ~ 59	10	24%	−40	2.1	暖
第8天	3420	3.3 ~ 3.5	DBA：2 E：0.02	86 ~ 108/47 ~ 60	8	24%		1.9	暖
第9天		3.3	DBA：2 E：0.02	105/54	7	22%		1.5	暖
		1.1	DBA：6 E：0.08	93/56	14	30%+			

出院诊断：

二尖瓣生物瓣衰败

二尖瓣反流

双瓣置换术后

心功能Ⅳ级

心源性休克

高血压3级

心肾综合征

肝功能不全

缺血缺氧性肝损害

三、病例讨论

低心排综合征是以心排血量下降及外周脏器灌注不足为特点的一组临床综合征，是心脏外科术后极为严重的并发症之一，也是围术期死亡的主要原因之一。具体表现为术后心脏供血不足，全身有效循环血量减少，低组织循环灌注会导致多器官功能损害甚至衰竭，临床上常表现为肝、肾灌注不足，该病不仅会导致住院时间延长和医疗费用增加，还会导致患者死亡。改善低心排应以维持满意的心排血量、确保外周脏器灌注为首要目的，但往往由于患者心肌自身损害重、可逆性差等导致应用大剂量血管活性药物仍无法为外周循环提供足够的灌注压，且长期应用大剂量血管活性药物无益于心、肾等脏器功能保护，最终患者多因泵功能衰竭、灌注不足导致多脏器功能衰竭而死亡[1]。

我国低心排（LCOS）目前的诊断标准为：①收缩压下降超过患者术前基础血压的20%，至少持续1小时或需要在术中和术后使用血管活性药物；②尿量小于<0.5ml/（kg·h），至少持续2小时；③组织灌注表现为四肢皮肤湿冷或发绀，出现少尿或无尿等肾功能不全表现；④心脏排血指数<2.0L/（min·m²）；⑤混合静脉血氧饱和度<60%，符合以上5项中的2项以上，即可诊断LCOS[2]。

低心排的治疗和预防除了改善可逆性因素、合理使用血管活性药物及利尿剂外，部分需借助主动脉内球囊反搏（IABP）及体外膜肺氧合（ECMO）等装置维持循环。IABP通过反搏动充气和放气，即舒张期充气和收缩期放气产生的双重血流动力学效应，使冠状动脉血流量增加，后负荷减少，可以明显改善患者心泵功能，增加心排量，维持血流动力学稳定，改善患者预后，且IABP操作简单、安全，目前已成为国内外低心排辅助治疗的首选。而ECMO可以部分或全部替代心肺功能，有效的保证重要脏器如心、脑、肾等血供及氧供，同时能减少相关血管活性药物用量，为心肺功能恢复创造良好的条件[3-4]。ECMO联合IABP可提高冠状动脉桥流量、脑部血管灌注，降低肺动脉楔压、血液内乳酸值和中心静脉压[5-6]。

心脏瓣膜置换术是临床治疗心脏瓣膜疾病的主要方式，其技术成熟、疗效肯定，但部分患者术后会出现低心排血量综合征。LCOS可直接影响患者术后恢复，甚至可增加围术期的死亡风险[7-8]。心脏瓣膜手术患者术后发生LCOS与低体质量指数、二次手术、术前NYHA心功能低下（Ⅲ～Ⅳ级）、低LVEF、术前合并肾功能不全、合并电解质紊乱及体外循环时间长有关[9]。应根据上述危险因素制订针对性干预措施，以降低LCOS的发生风险。早期识别术后LCOS，制订详细治疗方案，必要时机械辅助。

本例患者合并发生LCOS的几种危险因素：二次手术患者，术前心功能低下（Ⅲ级），低LVEF。术后发生低心排综合征，常规药物治疗无效，及时使用ECMO辅助，帮助患者渡过危险期，最终常规撤除ECMO。

VA-ECMO，血流灌注量可占心排血量的75%[10]。ECMO在重症瓣膜病循环支持中表现的特点[11]：①有效地改善患者的低氧血症，排出二氧化碳，避免长时间高氧吸入致氧中毒和机械支持致肺损伤；②有效地进行心脏支持，避免大量正性肌力药物的使用和因此所致心律失常的发生；避免心肌细胞的凋亡和让顿抑的心肌得到恢复；③降低心脏前后负荷，对心室重构的预防有意义；④有效地调控水、电解质代谢和酸碱平衡；⑤股动静脉逆行的动脉-静脉模式ECMO增加心脏后负荷，主动脉球囊内反搏可减轻心脏后负荷，联用可部分抵消ECMO的不良反应。

把握ECMO应用指征及优势：心脏瓣膜置换术围术期因心肌顿抑现象严重或右心室衰竭合并可逆肺高压症状，在大剂量使用正性肌力血管活性药物仍无法维持循环稳定，导致围术期出现严重并发症泵衰竭，需要应用ECMO来进行生命支持循环辅助治疗。做好ECMO系统管理，预防相关并发症，尤其肝肾衰竭、肺部感染及下肢缺血[12-13]。对于严重左心功能不全患者，经左心房放置引流管，可有效降低左心室前负荷，使左心室得到充分休息。在此期间常常因发热、利尿、肾替代治疗排除水分过多、酸碱失衡等因素，需要监测动脉血气分析和血流动力学，调整内环境平衡，对容量管理也是非常关键的。

应用ECMO支持治疗人工心脏瓣膜置换术后泵衰竭，可有效辅助治疗循环衰竭，可为心脏瓣膜病患者术后泵衰竭恢复争取时间，进而降低外科换瓣患者手术死亡率，是一种值得临床推广应用的围术期机械辅助治疗泵衰竭的有效手段。

（刘玉富　郭柏熠）

参考文献

[1]卢安东, 郭剑, 苗莉霞, 等.心脏术后体外膜肺氧合支持临床应用探讨[J].中国体外循环杂志, 2017, 15(2): 100–104.

[2]中国医师协会心脏重症专家委员会.低心排血量综合征中国专家共识[J].解放军医学杂志, 2017, 42(11): 933–944.

[3]王中, 王试福, 王大勇.心脏术后低心输出量综合征的体外膜肺氧合技术疗效观察[J].天津医药, 2011, 39(12): 1166–1167.

[4]Kumar TK, Zurakowski D, Dalton H, etal.Extracorporeal membrane oxygenation in postcardiotomy patients: factors influencing outcome[J].J Thorac Cardiovasc Surg, 2010, 140(2): 330–336.

[5]Madershahian N, Liakopoulos OJ, Wippermann J, et al.The impact of intraaortic balloon counterpulsation on bypass graft flow in patients with peripheral ECMO[J]. J Card Surg, 2009, 24(3): 265–268.

[6]Ma P, Zhang Z, Song T, et al.Combining ECMO with IABP for the treatment of critically Ill adult heart failure patients[J].Heart Lung Circ, 2014, 23(4): 363–368.

[7]吴伟, 蒙革, 冯海合, 等.主动脉内球囊反搏联合小剂量利尿药治疗重症心脏瓣膜置换术后低心排血量综合征的临床观察[J].心脑血管病防治, 2020, 20(6): 633–636.

[8]邹弘麟, 贾政, 邢正江, 等.左西孟旦在治疗体外循环心脏术后低心排血量综合征的临床应用[J].昆明医科大学学报, 2019, 40(9): 62–67.

[9]欧阳华, 白树堂, 梁丽明.重症心脏瓣膜病人工瓣膜置换术后并发低心排综合征的风险因素[J].西部医学, 2021, 33(6): 860–864.

[10]毛文凯, 祁国荣, 路霖, 等.西宁地区重症心脏瓣膜病的外科治疗[J].高原医学杂志, 2008, 18(4): 30–32.

[11]李伟阳, 周建平, 陆军, 等.体外膜肺氧合辅助下42例重症瓣膜病患者的外科治疗探讨[J].中国医师进修杂志, 2010, 33(20): 46–48.

[12]高国栋, 龙村, 黑飞龙, 等.107例体外膜肺氧合并发症回顾分析[J].心肺血管病杂志, 2010, 29(4): 296–300.

[13]常昕, 李欣, 郭震, 等.体外膜肺氧合61例并发症回顾性分析[J].中华外科杂志, 2016, 54(5): 384–388.

ECMO生存预测模型介绍

ECMO目前仍是很多心源性休克、终末期心力衰竭、心搏骤停患者的最后救治手段，过去十年，ECMO中心的数量及救治的患者数量大幅度增加，由于高并发症、高死亡率、高治疗费的现状，促使同道在不断改进技术的同时，探索、开发筛选最佳获益人群的生存预测模型。传统的重症评分开发样本可能未包含ECMO患者，用于预测ECMO患者死亡率性能有限，存有争议。而目前专门开发及验证、用于预测VA-ECMO患者预后的评分模型，由于病因、中心经验、时间跨度、诊疗理念、复杂的统计学方法等差别，种类多，性能表现不同，使用复杂，且多以外文发表，不利于临床紧急抢救时使用，本章节对相关VA-ECMO生存预测模型进行汇总，并做简单介绍，为临床决策时提供参考。

一、SAVE评分

SAVE评分（the survival after veno-arterial-ECMO.score）模型[1]是以2003年1月至2013年12月期间，体外生命支持组织（ELSO）数据库的3846例心源性患者为开发样本，平均年龄54岁，生存率42%，主要病因为慢性心力衰竭33%，急性心肌梗死（AMI）29%，瓣膜性心脏病17%；开发了包含12个变量的生存预测模型，用于预测各原因所致难治性心源性休克行VA-ECMO的院内生存率（附1表1）。

附1表1　SAVE评分

变量	分值
急性心源性休克病因诊断（可单或多选）	

续表

变量	分值
心肌炎	3
难治性室性心动过速或心室颤动	2
心脏或肺脏移植术后	3
先天性心脏病	−3
其他导致心源性休克需行 VA-ECMO 的疾病	0
年龄（岁）	
18～38	7
39～52	4
53～62	3
≥63	0
体重（kg）	
≤65	1
65～89	2
≥90	0
ECMO 启动前急性器官功能受损（可单或多选）	
肝脏功能障碍 [a]	−3
中枢神经系统功能受损 [b]	−3
肾功能不全 [c]	−3
慢性肾脏病 [d]	−6
ECMO 启动前机械通气时间（小时）	
≤10	0
11～29	−2
≥30	−4
吸气峰压≤20cmH$_2$O	3
ECMO 启用前心搏骤停	−2
ECMO 启用前舒张压≥40mmHg [e]	3
ECMO 启用前脉压≤20mmHg [e]	−2
ECMO 启用前碳酸氢根≤15mmol/L	−3

续表

变量	分值
常数（加至最终计算结果）	−6
总分	−35 ～ 23

a：肝衰竭定义为总胆红素大于 33mmol/L 或血清转氨酶升高（谷丙转氨酶或谷草转氨酶）＞ 70U/L；b：中枢神经系统功能障碍包括中枢神经损伤、脑血栓形成、脑病、脑栓塞以及癫性发作；c：肾功能障碍定义为慢性或急性肾功能不全（如肌酐大于 1.5mg/dl），有或无肾脏替代治疗（RRT）；d：慢性肾病被定义为肾损伤或肾小球滤过率，60ml/（min·1.73m²）超过 3 个月；e：ECMO 插管前 6 小时内的最差数值。

　　将患者相关情况对应评分表获得总分值（注：舒张压及脉压差取值为启用 ECMO 前 6 小时内最差值）加上常数（−6）后得出总分，分值越高表示生存率更高、数据越完整、辨别力越好。根据最终分值对应 5 个风险等级，对应相应的院内生存率，≥5 分，风险等级 I 级，院内生存率 75%；1 ～ 5 分，风险等级；II 级，院内生存率为 58%；−4 ～ 0，风险等级 III 级，院内生存率 42%；−9 ～ −5 分，风险等级 IV 级，院内生存率 30%；≤−10 分，风险等级 V 级，院内生存率 18%。该评分 ROC 曲线下的面积［AUROC］0.68［95% CI 0.64 ～ 0.71］。但利用 161 例澳大利亚患者对 SAVE 评分进行外部验证显示 AUC＝0.90（95% CI 0.85 ～ 0.95），辨别能力极好，高于急性生理学及慢性健康状况 II 评分（acute physiology and chronic health evaluation II，APACHE II）[2]、急性生理学及慢性健康状况 III 评分（acute physiology and chronic health evaluation，APACHE III）[3] 和序贯器官衰竭评分（sequential organ failure assessment，SOFA）[4] 等重症评分工具。

　　该研究发现，病因在决定心源性休克生存率方面的重要性，可逆的原因是一个重要的生存预测因素，机械通气的持续时长与死亡率独立相关，心脏之外的脏器（肾脏、肝脏、中枢神经系统）衰竭、凝血酶原活性≤50% 和 24 小时尿量≤500ml 属于增加死亡率的因素，所以强调重视及时把握启动 ECMO 辅助的时间窗、成立移动 ECMO 团队缩短响应时间。同样，过早开始体外膜氧合可能导致 ECMO 的滥用，可能严重增加治疗成本和资源消耗，同时使患者暴露于不必要的 ECMO 并发症中。

另外，开发样本与验证样本之间的AUC差异，可能为多中心与单中心的病因差异、ECMO管理经验差异有关。由于开发样本来源于ELSO数据库，这个庞大的国际队列混合来自280个国家的ECMO中心的样本数据，时间跨度较大，受诊疗理念进展影响。该评分局限性为无法确定整个心源性休克治疗周期中相关数据动态变化而产生的影响，未体现院内、院外ECMO置管的差别，开发数据集中只有23%（876/3846）患者具有完整数据，可能导致偏倚发生。ECPR患者被排除，可能不适用这类患者，未包括心肌坏死标志物等影响预后的指标，还纳入脑功能损害患者，多数中心可能将该疾病列为禁忌证，使用该评分时应考虑以上局限性。

二、ENCOURAGE评分

急性心肌梗死是心源性休克最常见的病因，常规药物治疗无效者称为难治性（顽固性）心源性休克，可通过VA-ECMO用于稳定血流动力学，为心功能恢复、冠脉介入或外科手术干预争取时间。Encourage评分（prEdictioN of Cardiogenic shock OUtcome foR AMI patients salvaGed by VA-ECMO.score）[5]是以2008年5月至2013年5月期间两个法国ICU中心的138例接受ECMO辅助的AMI患者为开发样本，平均年龄55岁，男性占80%，尝试经皮冠状动脉介入术（PCI）者占81%，ECMO前心搏骤停占57%（其中可电击心律53%），ECPR患者占14%，生存率47%。开发出包含7个ECMO前变量生存预测评分，用于预测急性心肌梗死所致心源性休克患者30天及6个月的生存率（附1表2）。

附1表2　ENCOURAGE评分

变量	分值
年龄 > 60 岁	5
女性	7
BMI > 25	6
格拉斯评分 < 6 分	6

续表

变量	分值
肌酐＞150μmol/L	5
乳酸	
＜2mmol/L	0
2～8mmol/L	8
＞8mmol/L	11
凝血酶原活动度＜50%	5

BMI：体重指数。每个变量有相应分值，得分范围0～12分，风险等级为Ⅰ级，30天存活率为92%，6个月存活率为80%。得分范围13～18分，风险等级为Ⅱ级，30天存活率为70%，6个月存活率为58%。得分范围19～22分，风险等级为Ⅲ级，30天存活率为35%，6个月存活率为25%。得分范围23～27分，风险等级为Ⅳ级，30天存活率为28%，6个月存活率为20%。得分≥28分，风险等级为Ⅴ级，30天存活率为17%，6个月存活率为7%。

ENCOURAGE评分ROC AUC［0.84（95% CI 0.77～0.91）］，预测性能优于SAVE、SAPS Ⅱ（Simplified Acute Physiology Score-Ⅱ）[6]、SOFA和急性冠脉事件全球注册风险（global registry of acute coronary events risk score，GRACE）评分[7]。

该评分模型的优势是病因单一，专门用于预测AMI相关心源性休克行ECMO辅助的生存率的预测模型，且多数患者随访时间长达32个月，还评估长期幸存者的健康相关生活质量（HRQOL）以及焦虑，抑郁和创伤后应激障碍（PTSD）的发病率，证实了肾脏和（或）肝衰竭、女性与较差的ECMO预后相关。Pabst等人[8]考虑到部分医院无法查凝血酶原活动度，对该评分进行改良，将国际标准化比率（international normalized ratio，INR）大于2替代凝血酶原活动度＜50%，并以2008年6月至2016年9月期间61例AMI后CS使用VA-ECMO辅助的患者进行外部验证，AUC为0.74（95% CI 0.61～0.87）。

三、PC-ECMO评分

心脏直视手术后顽固性休克应用VA-ECMO辅助日益增加，有研究显示生存率约41.7%[9]，具有生存预测的意义。PC-ECMO评分（post-cardiotomy extracorporeal membrane oxygenation.score）[10]以2010年1月至2018年3月期间全球19个心脏手术中心781例成人心脏直视术后行ECMO的患者为开发样本，平均年龄（63.1 ± 12.9）岁，男性68.1%，欧洲心脏手术危险评估系统Ⅱ（european system for cardiac operative risk evaluation Ⅱ，EuroSCORE Ⅱ）[11]平均分（15.6 ± 17.2）分，院内死亡率为64.4%。开发出包含6个变量的模型，用于预测心脏直视术后行ECMO辅助的院内死亡率预测评分（附1表3）。

附1表3　PC-ECMO评分

变量	分值
性别	
女性	1 分
年龄	
60 ～ 69 岁	2 分
≥ 70 岁	4 分
既往心脏外科手术史	1 分
主动脉弓手术	4 分
术前卒中 / 昏迷	5 分
ECMO 启动前动脉血气乳酸≥ 6.0mmol/L	2 分

计算得分为 0 分，院内死亡率为 45.6%，1 分院内死亡率为 40.5%，2 分死亡率为 51.1%，3 分死亡率为 57.8%，4 分死亡率为 70.7%，5 分死亡率为 68.3%，6 分死亡率为 77.5%，7 分及以上死亡率为 89.7%，评分性能（C- 统计量 0.68；95% CI 0.64 ～ 0.72）。该研究发现 70 岁以上人群中使用 VA-ECMO 辅助的死亡风险明显升高，样本量超过 50 例的中心的院内死亡率明显低于小样变量的中心。PC-ECMO 评分性能优于 EuroSCORE Ⅱ，但未行外部验证，回顾性研究也不能纳入 VA-ECMO 辅助前的血流动力学参数。

四、REMEMBER评分

既往冠状动脉旁路移植术（coronary artery bypass grafting，CABG）后发生心源性休克需要行ECMO的死亡率为65.4%；CABG联合瓣膜手术发生休克需启动ECMO救治的死亡率更高达68.4%[9]，随着诊疗技术进步，大的中心CABG发生休克的比例已非常之低，但不同中心仍有一定病例存在。

REMEMBER评分（the predicting mortality in patients undergoing venoarterial extracorporeal membrane oxygenation after coronary artery bypass grafting.score）[12] 通过分析2004年2月至2017年3月期间行CABG术后发生休克并行VA-ECMO辅助的患者166例，平均年龄61岁，男性占80%，主要诊断为不稳定型心绞痛（78%），左主干病变占31%；50%行非停跳CABG，VA-ECMO辅助的中位时间为4［四分位距（IQR）：3~6］天，ICU住院时间为8（IQR：5~12）天，院内死亡率55%。评分包含6个变量（附1表4），用于预测CABG术后启动ECMO辅助的院内死亡率。

附1表4　REMEMBER评分

变量	分值
年龄	
< 54 岁	0
54 ~ 67 岁	8
> 67 岁	11
左主干病变 [a]	7
正性肌力药物评分 > 75 [b]	5
肌酸激酶同工酶 > 130U/L [b]	5
血清肌酐 > 150 μ mol/L [b]	7
血小板计数 < 100 × 10⁹/L [b]	6

[a]：左主干病变定义为左主干狭窄 ≥ 50%；[b]：ECMO 置管前 6 小时内的最差数值。正性肌力药物评分（inotropic score，IS）> 75{IS ＝多巴胺［μg/（kg·min）］＋多巴酚丁胺［μg/（kg·min）］＋100×肾上腺素［μg/（kg·min）］＋100×去甲肾上腺素［μg/（kg·min）］＋15×米力农［μg/（kg·min）］}。

总分0~13分，风险等级为Ⅰ级，院内死亡率为13%；14~19分，风险等级为Ⅱ级，院内死亡率为55%；20~25分，风险等级为Ⅲ级，院内死亡率为70%；分值>25分，风险等级为Ⅳ级，院内死亡率为94%。该评分的AUC为0.85（95% CI 0.79~0.91），优于SAVE、ENCOURAGE、SOFA和欧洲心脏手术危险评估系统（european system for cardiac operative risk evaluation，

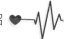

EuroSCORE）评分[13]。

　　该评分未纳入性别变量，也未观察到SAVE评分中ECMO启动前心搏骤停增加死亡率，可能与患者发生院内心搏骤停能得到及时复苏有关。最后，该评分为单中心回顾性分析，且该中心主张早期使用ECMO策略，而且大部分患者行非停跳CABG，使用该评分时需考虑上述因素。

五、ECPR评分

　　体外膜肺氧合辅助下心肺复苏（extracorporeal cardiopulmonary resuscitation，ECPR）可以改善患者的神经功能、提高存活率，传统心肺复苏术后10分钟仍无效的心搏骤停（cardiac arrest，CA）应考虑及早启动VA-ECMO，尤其对于可逆性病因者，从开始CPR至启动ECMO时间尽量不超40～60分钟[14-16]，有助于保存良好的神经系统功能。ECPR评分[17]是以2004年1月至2012年12月期间行ECPR的152例成人CA接受VA-ECMO辅助的患者，院内死亡率68.4%，开发获得包含5个变量的ECPR评分（附1表5），用于预测ECPR患者的生存率。

附1表5　ECPR评分

变量	分值
ECPR 前	
年龄 ≤ 66 岁	2 分
无脉性电活动	3 分
心室颤动 / 无脉性室性心动过速	4 分
ECPR 时	
开始 CPR 至 ECMO 启动 ≤ 38 分钟	3 分
ECMO 启动后脉压 > 24mmHg	2 分
ECPR 后	
SOFA 评分 ≤ 14 分	4 分

　CPR：心肺复苏；ECPR：体外膜肺氧合辅助下心肺复苏；ECMO：体外膜肺氧合；SOFA：序贯器官衰竭评分。

总分0～7分出院存活率5.1%；8～10分出院存活率6.8%；11～12分出院存活率58%；13～15分出院存活率73.7%。该评分的AUC为0.86（95% CI 0.80～0.92），在验证集中AUC为0.86（95%CI 0.77～0.94）。当ECPR评分＞10分，生存至出院的敏感性和特异性分别为89.6%和75.0%。然而，该评分未考虑不同ECMO的机械性能、管理策略以及神经系统转归等因素，使用ECPR评分时需考虑以上局限性。

六、PREDICT评分

PREDICT评分[18]以2010年10月至2015年11月期间单中心205例接受VA-ECMO的患者（ECPR占51%，严重心源性休克占43%，以及部分高危冠心病在ECMO保护下行冠状动脉介入的患者）为开发样本，平均年龄（59±15）岁，女性患者占28%，死亡率70.2%。开发出2个预测模型，均包含3个相同的、能通过床旁快速检测获得的动脉血气分析结果：乳酸、酸碱度及标准碳酸氢作为预测参数。这2个预测模型是根据参数检测时间点在ECMO启动后第6、第12小时，分为6小时预测模型（附1图1）、12小时预测模型（附1图2），用于预测心源性休克或ECPR行VA-ECMO的院内生存率。为预测精度，预测过程需登录网站www.predict-va-ecmo.org在线进行，通过在线实时计算获取预测生存率，网站页面截图及操作步骤示意如下：

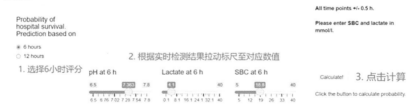

附1图1　6小时PREDICT评分示意图

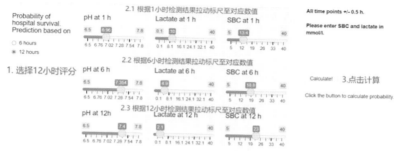

附1图2　12小时PREDICT评分示意图

PREDICT评分所包含的2个预测模型：6小时PREDICT评分用于预测已辅助6小时的患者院内生存率，在开始VA-ECMO辅助后6小时，通过快速床旁检测动脉血气分析获得三个参数（乳酸、酸碱度和标准碳酸氢根），登录网站在线计算结果；12小时PREDICT评分用于预测已辅助至少12小时的患者的院内生存率，需收集ECMO植入后1小时、6小时和12小时三个时间节点的动脉血气分析中的三个参数（乳酸、酸碱度和标准碳酸氢根），登录网站在线计算预测结果。6小时PREDICT评分的AUC为0.823，而12小时PREDICT评分的预测结果更好，AUC＝0.839，Brier评分为16%和10%，表现良好。外部验证6小时PREDICT评分AUC为0.718，12小时PREDICT评分AUC为0.735，优于SAVE评分（AUC 0.686）、SAPS评分（AUC 0.679）、APACHE评分（AUC 0.662）和SOFA评分（AUC 0.732）。

需要持续ECMO辅助的患者非常不稳定，病情是动态发展的过程，静态的预测评分可能存有一定局限性，而PREDICT评分根据动态检测结果进行预测，动态反映了血流动力学的有效性。该研究也发现幸存者的乳酸水平显著较低，酸碱度和碳酸氢根显著高于非幸存者。局限性方面，该评分的开发和验证样本为两个不同的ECMO中心，ECMO的管理目标（如平均动脉压）或呼吸机设置方面有所不同。另外，由于PREDICT评分反映了血流动力学稳定的有效性，住院生存率反映的是短期预后。最后，计算PREDICT评分依需要登录网站实时计算，可能影响使用的便捷性。

七、SOFA-RV评分

顺序器官衰竭评估（SOFA）评分通常用于预测ICU死亡率，然而SOFA开发样本中并未包含ECMO支持的患者，因此在VA-ECMO患者中预测表现是有争议和有限的。另外，心脏右侧的血流动力学改变已被证明影响VA-ECMO患者双心室功能的恢复，右心室衰竭时可导致左心充盈不足，从而出现双心室衰竭，与死亡率相关，目前用于VA-ECMO患者的死亡率风险预测未考虑RV功能的影响。Sakir Akin等人[19]将两者进行结合，通过在现有SOFA评分中添加右心功能（RV）评估结果，回顾性获得2004年11月至2016年1月期间接受VA-ECMO治疗的103例成年患者为开发样本，辅助中位时间为7天，平均年龄（49±16）岁，54%为男性，重症监护室死亡率为36%，开发出SOFA-RV评分（附1表6），用于预测心源性休克行VA-ECMO辅助的患者ICU死亡率。

附1表6　SOFA-RV评分

标准	分值
血氧分压/吸入氧浓度（mmHg，氧合指数）	
≥ 400	0
< 400	+ 1
< 300	+ 2
< 200，且需要机械通气	+ 3
< 100，且需要机械通气	+ 4
血小板（× $10^3/\mu$l）	
≥ 150	0
< 150	+ 1
< 100	+ 2

续表

标准	分值
＜ 50	＋ 3
＜ 20	＋ 4
格拉斯评分（分）	
15	0
13 ～ 14	＋ 1
10 ～ 12	＋ 2
6 ～ 9	＋ 3
＜ 6	＋ 4
胆红素（mg/dl）［μmol/L］	
＜ 1.2［＜ 20］	0
1.2 ～ 1.9［＞ 20 ～ 32］	＋ 1
2.0 ～ 5.9［33 ～ 101］	＋ 2
6.0 ～ 11.9［102 ～ 204］	＋ 3
＞ 12.0［＞ 204］	＋ 4
平均动脉压或需要血管升压药［μg/（kg·min）］	
平均动脉压≥ 70mmHg	0
平均动脉压＜ 70mmHg	＋ 1
多巴胺≤ 5 或任何多巴酚丁胺剂量	＋ 2
多巴胺＞ 5 或肾上腺素或去甲肾上腺素≤ 0.1	＋ 3
多巴胺＞ 15 肾上腺素或去甲肾上腺素＞ 0.1	＋ 4*
肌酐（mg/dl）［μmol/L］（或尿量）	
＜ 1.2［＜ 106］	0
1.2 ～ 1.9［106 ～ 168］	＋ 1
2.0 ～ 3.4［177 ～ 301］	＋ 2
3.5 ～ 4.9［309 ～ 433］（或尿量＜ 500ml/d）	＋ 3
＞ 5.0［＞ 442］（或尿量＜ 200ml/d）	＋ 4
右心室评分	
单独左心衰竭（右心室功能正常）	0

续表

标准	分值
轻度右心衰竭（且合并左心衰竭）	＋1
单独右心衰竭	＋2
中度右心衰竭（且合并左心衰竭）	＋3
严重的右心衰竭（且合并左心衰竭）	＋4

在植入ECMO时计算患者的SOFA评分，该评分包含六个系统的评估，即：呼吸系统、心血管系统、肝脏系统、凝血系统、肾脏系统和神经系统，每个器官得分0～4分，总分最高24分。如患者进行持续肾替代治疗，肾脏系统得分按最高的4分计算，心血管系统由于患者行循环机械支持，也按4分计算，反映神经系统的格拉斯哥评分则根据插管镇静前患者神经系统状态进行评估。通过测量心尖四腔心切面M型图像的TAPSE（三尖瓣环形平面收缩期偏移评估）评估RV功能，根据RV和LV功能将患者分组计分：单独左心衰竭，右心功能正常（计0分），左室衰竭合并轻度右心室功能障（计1分）；单独右心室衰竭，没有左心室衰竭（计2分），左心室合并中度右心室功能不全（计3分），左心衰竭合并重度右心室功能不全（计4分）。SOFA-RV评分的最佳阈值为14分，当SOFA-RV＞14的患者30天生存率为44%，显著低于SOFA-RV≤14的患者（74%），SOFA-RV评分的ROC AUC为0.70（95% CI 0.60～0.79）。在预测ICU死亡率方面显著优于单独使用SOFA（AUC为0.57）或SAVE 0.59（0.48～0.68）、MELD评分0.53（0.42～0.62）。该评分的局限性方面，为单中心的回顾性分析，未进行验证。

八、HOPE评分

在寒带的旅游区，经常有室外野营意外低体温导致心搏骤停的病例，由于低温环境延缓、降低各脏器功能的损伤，所以意外低体温所致CA的复苏存活率非常高。2021年欧洲复苏委员会指南[20]推荐在抢救低体温所致CA时，除积极的心肺复苏，建议积极的体外生命支持（extracorporeal life support,

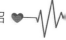

ECLS）下复温，使用VA-ECMO辅助循环可以迅速逆转体温过低和组织缺氧。

用于预测意外低体温致CA患者经体外生命支持下复温的生存率的HOPE评分（the hypothermia outcome prediction after ECLS.score）[21]，是通过回顾分析286例患者，主要终点为出院生存率，37%患者存活，其中84%神经功能恢复良好，开发出包含以下6个变量：年龄、性别、入院时核心体温、血钾水平、低温原因、心肺复苏的持续时间。其计算公式为：分值（取对数）＝2.44－1.55×性别（男性为1，女性为0）－1.95×低氧血症的原因（窒息为1，无窒息为0）－0.0191×年龄－2.07×$\log_2$（血钾水平）－0.573×$\log_2$（心肺复苏持续时间）＋0.937×核心体温－0.0247×核心体温。HOPE评分对应的生存率＝exp（得分）/［1＋exp（得分）］，由于计算公式烦琐复杂，也可登录www.hypothermiascore.org网站在线计算（附1图3）。

Age (in years) 年龄（岁）		
Sex 性别	男性 ○ Male ○ Female 女性	
Hypothermia 低温原因	○ with asphyxia (head fully covered by water or snow) AND in cardiac arrest at extrication 窒息（雪或水导致）并心脏停搏 ○ without asphyxia (immersion, outdoor or indoor cold exposure) 无窒息	
⚕ CPR duration (min) 心肺复苏持续时间（分钟）		
⚕ Serum Potassium (mmol/L) 血清钾离子浓度（mmol）		
Temperature scale 温度单位	摄氏度 ● Celsius ○ Fahrenheit 华氏度	
⚕ Temperature	温度	
If you are using the HOPE survival probabilities to guide your decision about a real case, we would appreciate if you could give us your email address. We may contact you for additional information, specifically if ECLS was provided, and whether the patient survived or not.	如同意分享数据则输入电子邮件地址	
Validate / submit	Submit 确认提交	

附1图3　HOPE评分在线计算示意图

HOPE 评分的 AUC 为 0.90（95% CI 0.86 ～ 0.93），外部验证 HOPE 评分 AUC 为 0.83（95% CI 0.75 ～ 0.90），具有良好的校准度和区分度。

结语：良好预测性能的模型除了用于预测生存率，可作为不同ECMO中心之间评估病情及对比疗效的共同工具，更有助于帮助临床医生把握时机，减少和避免主观因素，同时也可校准对患者治疗结局的预期，有助于医患沟通。由于目前生存预测模型的数据来源于回顾性研究，ECMO启动时机、各中心的机械通气、抗凝、团队合作、并发症防治及样本存在相当大的差异，均可能影响最终生存结果，而且评分预测模型不能消除疾病的固有不确定性，所以，生存预测模型始终存在局限性、偏倚，使用时应综合考虑这些特点进行决策。

（黄维超）

参考文献

[1]Matthieu S, Aidan B, Lloyd R, et al.Predicting survival after ECMO for refractory cardiogenic shock: the survival after veno-arterial-ECMO(SAVE)-score[J].Eur Heart J, 2015, 36(33): 2246-2256.

[2]Knaus WA, Draper EA, Wagner DP, et al.APACHE II: a severity of disease classification system[J].Critical care medicine, 1985, 13(10): 818-829.

[3]Knaus WA, Wagner DP, Draper EA, et al.The APACHE Ⅲ prognostic system.Risk prediction of hospital mortality for critically ill hospitalized adults[J].Chest, 1991, 100(6): 1619-1636.DOI: 10.1378/chest.100.6.1619.

[4]Vincent JL, Moreno R, Takala J, et al.The SOFA(Sepsis-related Organ Failure Assessment)score to describe organ dysfunction/failure.On behalf of the Working Group on Sepsis-Related Problems of the European Society of Intensive Care Medicine[J].Intensive care medicine, 1996, 22(7): 707-710.DOI: 10.1007/BF01709751.

[5]Muller G, Flecher E, Lebreton G, et al.The ENCOURAGE mortality risk score and analysis of long-term outcomes after VA-ECMO for acute myocardial infarction with cardiogenic shock[J].Intensive care medicine, 2016, 42(3): 370, 378.

[6]Le Gall JR, Lemeshow S, Saulnier F.A new Simplified Acute Physiology

Score(SAPS II)based on a European/North American multicenter study[J].Jama, 1993, 270(24): 2957-2963.

[7]Granger CB, Goldberg RJ, Dabbous O, et al.Predictors of hospital mortality in the global registry of acute coronary events[J].Archives of internal medicine, 2003, 163(19): 2345-2353.

[8]Pabst D, Foy AJ, Peterson B, et al.Predicting Survival in Patients Treated With Extracorporeal Membrane Oxygenation After Myocardial Infarction[J].Critical care medicine, 2018, 46(5): e359-363.

[9]Kowalewski M, Zielinski K, Brodie D, et al.Venoarterial Extracorporeal Membrane Oxygenation for Postcardiotomy Shock-Analysis of the Extracorporeal Life Support Organization Registry[J].Critical care medicine, 2021, 49(7): 1107-1117.

[10]Biancari F, Dalén M, Fiore A, et al.Multicenter study on postcardiotomy venoarterial extracorporeal membrane oxygenation.J Thorac Cardiovasc Surg, 2020, 159(5): 1844-1854.e6.

[11]Nashef SAM, Roques F, Sharples LD, et al.EuroSCORE II[J].Eur J Cardiothorac Surg, 2012, 41: 734-744.

[12]Wang L, Yang F, Wang X, et al.Predicting mortality in patients undergoing VA-ECMO after coronary artery bypass grafting: the REMEMBER score[J].Critical care, 2019, 23(1): 11.DOI: 10.1186/s13054-019-2307-y.

[13]Nashef SA, Roques F, Michel P, et al.European system for cardiac operative risk evaluation(EuroSCORE)[J].European journal of cardio-thoracic surgery: official journal of the European Association for Cardio-thoracic Surgery, 1999, 16(1): 9-13.

[14]Guglin M, Zucker MJ, Bazan VM, et al.Venoarterial ECMO for Adults: JACC Scientific Expert Panel[J].Journal of the American College of Cardiology, 2019, 73(6): 698-716.DOI: 10.1016/j.jacc.2018.11.038.

[15]中华医学会急诊医学分会复苏学组, 成人体外心肺复苏专家共识组.成人体外心肺复苏专家共识[J].中华急诊医学杂志, 2018, 27(1): 22-29.

[16]中华医学会急诊医学分会复苏学组, 中国医药教育协会急诊专业委员会.成人体外心肺复苏专家共识更新(2023版)[J].中华急诊医学杂志, 2023, 32(03): 298–304.

[17]Park SB, Yang JH, Park TK, et al.Developing a risk prediction model for survival to discharge in cardiac arrest patients who undergo extracorporeal membrane oxygenation[J].International journal of cardiology, 2014, 177(3): 1031–1035.

[18]Wengenmayer T, Duerschmied D, Graf E, et al.Development and validation of a prognostic model for survival in patients treated with venoarterial extracorporeal membrane oxygenation: the PREDICT VA–ECMO score[J].Eur Heart J Acute Cardiovasc Care, 2019, 8(4): 350–359.

[19]Akin S, Caliskan K, Soliman O, et al.A novel mortality risk score predicting intensive care mortality in cardiogenic shock patients treated with veno–arterial extracorporeal membrane oxygenation[J].J Crit Care, 2020, 55: 35–41.

[20]Lott C, Truhlar A, Alfonzo A, et al.European Resuscitation Council Guidelines 2021: Cardiac arrest in special circumstances[J].Resuscitation, 2021, 161: 152–219.

[21]Pasquier M, Hugli O, Paal P, et al.Hypothermia outcome prediction after extracorporeal life support for hypothermic cardiac arrest patients: The HOPE score[J].Resuscitation, 2018, 126: 58–64.

中国医学科学院阜外医院深圳医院
ECMO概况

1. 中国医学科学院阜外医院深圳医院（原孙逸仙心血管医院）2010年开始第一例ECMO技术，2010—2022年ECMO总数60例（2022年1例供体维护未列入），总撤机率67.8%，出院存活率54.24%，详见附2图1。2018年年底中国医学科学院阜外医院深圳医院接管原孙逸仙心血管医院，ECMO数量逐步增加，撤机率及出院存活率较前上升，详见附2表1。

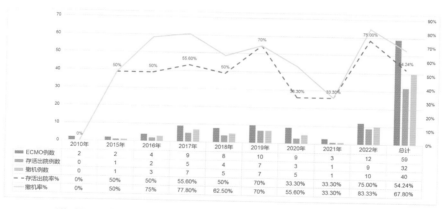

	2010年	2015年	2016年	2017年	2018年	2019年	2020年	2021年	2022年	总计
ECMO例数	2	2	4	9	8	10	9	3	12	59
存活出院例数	0	1	2	5	4	7	3	1	9	32
撤机例数	0	1	3	7	5	7	5	1	10	40
存活出院率%	0%	50%	50%	55.60%	50%	70%	33.30%	33.30%	75.00%	54.24%
撤机率%	0%	50%	75%	77.80%	62.50%	70%	55.60%	33.30%	83.33%	67.80%

附2图1　中国医学科学院阜外医院深圳医院历年ECMO概况

附2表1　中国医学科学院阜外医院深圳医院接管前后ECMO情况

时间	ECMO例数	存活出院例数	每年存活出院率	接管前后存活出院率	撤机例数	每年撤机率	接管前后撤机率
2010 年	2	0	0	48.00%	0	0	64.00%
2015 年	2	1	50%		1	50%	
2016 年	4	2	50%		3	75%	

续表

时间	ECMO例数	存活出院例数	每年存活出院率	接管前后存活出院率	撤机例数	每年撤机率	接管前后撤机率
2017年	9	5	55.60%	48.00%	7	77.80%	64.00%
2018年	8	4	50%		5	62.50%	
2019年	10	7	70%	58.82%	7	70%	67.65%
2020年	9	3	33.30%		5	55.60%	
2021年	3	1	33.30%		1	33.30%	
2022年	12	9	75.00%		10	83.33%	
总计	59	32	54.24%		39	66.10%	

2．2022年中国医学科学院阜外医院深圳医院ECMO共13例（其中冠心病心源性休克5例，术后低心排4例，重症心肌炎1例，心肌病1例，呼吸衰竭1例，供体维护1例），11例成功脱机，9例存活出院，1例供体维护，3例死亡，成功撤机率83.3%，出院率75%（供体维护除外）。详见附2图2、附2图3。

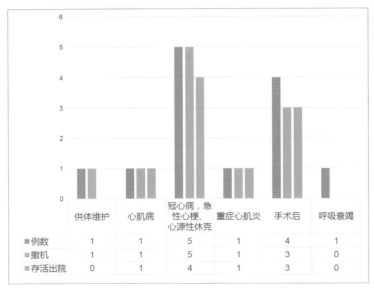

	供体维护	心肌病	冠心病，急性心梗、心源性休克	重症心肌炎	手术后	呼吸衰竭
例数	1	1	5	1	4	1
撤机	1	1	5	1	3	0
存活出院	0	1	4	1	3	0

附2图2　2022年中国医学科学院阜外医院深圳医院ECMO情况

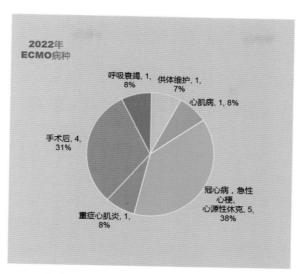

附2图3　2022年中国医学科学院阜外医院深圳医院ECMO病种分类

（叶晓青　刘　淦）

中国医学科学院阜外医院深圳医院外科系统ECMO快速反应流程

体外膜肺氧合（ECMO）临床上主要用于心脏功能不全和（或）呼吸功能不全的支持，是治疗难以控制的严重心力衰竭和呼吸衰竭的关键技术。安装ECMO属于非常紧急的情况，常规抢救无法恢复或维持自身循环呼吸，需要立即建立体外生命支持。如何快速建立ECMO成为患者能否恢复的一个决定因素。为提高患者的抢救成功率及改善预后，制订中国医学科学院阜外医院深圳医院外科系统ECMO快速反应流程。

一、ECMO团队组成

ECMO团队组成见附3图1。

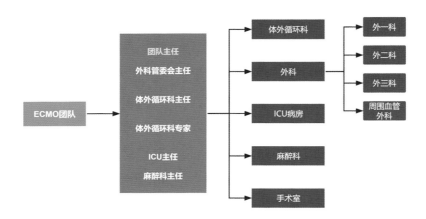

附3图1　ECMO团队的组成

二、ECMO团队成员职责

ECMO团队成员职责见附3表1。

附3表1　ECMO团队成员职责

团队主任	外科管委会主任、体外循环科主任或专家、ICU 主任、麻醉科主任	治疗总指挥，统筹协调团队成员工作，ECMO 的会诊，明确 ECMO 的适应证与禁忌证
置管小组	外科系统训练 外科二线以上	负责紧急情况下 ECMO 的置管，切口渗血 / 渗液的处理，后续的敷料更换，管路位置调整，ECMO 撤除的外科操作等
体外循环科	值班医师 1 人 体外助理 1 人	负责 ECMO 物品的准备、预充和建立，运转过程中转速、流量、通气、温度的控制，抗凝管理，机器设备的巡检及故障的处理，ECMO 相关数据的采集和分析等
麻醉科	值班二线 1 人	ECMO 患者的镇痛、镇静，气管插管，深静脉穿刺
ICU 病房	医疗组长 1 人 管床医师 1 人	负责 ECMO 置入术后运行期间的日常管理
手术室	值班护士 2 人	负责 ECMO 建立 / 撤除过程中抢救用药 / 器械的准备和置管配合

三、ECMO的适应证与禁忌证

ECMO快速反应流程的启动，需要严格把握适应证与禁忌证。ECMO的适应证与禁忌证如下。

1. 适应证

（1）心搏骤停或心源性休克：包括急性心肌梗死、心脏外科术后难治性低心排、暴发性心肌炎、心脏介入治疗突发事件、等待心脏移植、长期慢性心力衰竭患者急性失代偿、药物中毒、溺水以及冻伤等引起的心搏骤停或心源性休克。

（2）急性右心衰竭：急性大面积肺栓塞、心脏移植术后合并右心功能不全、接受左心室辅助装置出现急性右心衰竭、严重呼吸衰竭引发的急性肺源性心脏病。

（3）顽固性室性心律失常。

（4）严重急性呼吸衰竭：ARDS患者、肺移植患者或等待肺移植患者、支气管哮喘、肺栓塞、大气道阻塞、慢性阻塞性肺疾病等原因引起的严重急性呼吸衰竭。

（5）对于脑死亡患者，ECMO辅助可以维护其他器官功能，使其成为移植供体，缓解供体缺乏的矛盾。

2．禁忌证

（1）终末期多器官衰竭。

（2）重型颅脑损伤，颅内出血（计划成为移植供体的除外）。

（3）恶性肿瘤终末期。

（4）存在抗凝禁忌证，严重的凝血功能障碍。

（5）心脏的病理解剖未纠正。未修复的中重度主动脉瓣；或二尖瓣；患者应慎用ECMO。

四、ECMO快速反应流程

1．启动时机　ECMO的启动必须ECMO团队主任会诊。至少需3位或以上ECMO团队主任同意后，才能正式启动（外科管委会主任、体外循环科主任或专家、ICU主任、麻醉科主任）。

2．置入与撤机的知情同意　在选择是否启动ECMO流程时，必须与患者家属详细沟通，规避医疗风险。务必如实告知患者病情、预后，ECMO抢救成功率及风险等。实施ECMO前，应当详细告知患者家属ECMO治疗目的，ECMO治疗期间可能发生的并发症和处理措施，以及相关治疗费用等，并签署知情同意书。在ECMO运行期间及撤机前也应注意医患沟通，及时告知病情变化。对于放弃治疗的决策，需进行充分医患沟通，征得同意并签署知情同意书。

原则上知情告知的责任人为术者或相关病房主任。在ECMO置入并运行后，尽可能固定医务人员与患者家属保持联系沟通。

3．ECMO术后患者去向　置入ECMO的患者应转至ICU进一步诊治与管理。

4．外科系统ECMO流程图（附3图2）

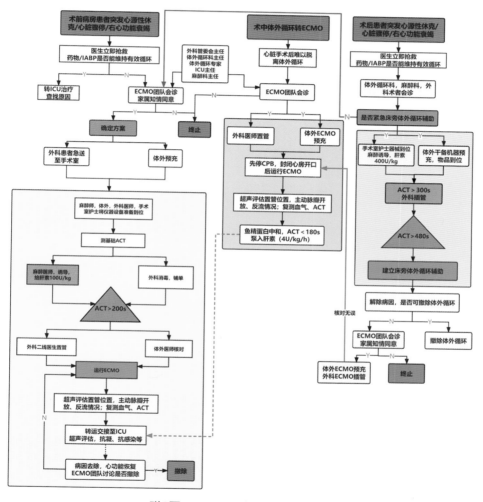

附3图2　ECMO流程图（外科）

五、ECMO运行期间的日常管理

ECMO建立之后每天早上由ICU、体外循环、外科等组成的ECMO小组共同进行病例讨论，并制订当日ECMO管理目标，严格遵照执行：ECMO的转速/流量、通气、温度控制、抗凝管理等的调节，必须由ECMO小组共同讨论后由体外循环ECMO人员实施（附3表2）。

附3表2　ECMO运行期间的日常管理

管理内容	目标和原则
1. 辅助流量的管理	以保证氧供，又不增加左心室后负荷为标准，保证有效循环血量、血流动力学稳定。测定 ECMO 环路混合静脉血氧饱和度可指导 ECMO 辅助流量，维持血氧饱和度＞65%。血乳酸浓度一定程度上反映灌注状况
2. 血流动力学管理	结合患者器官血流灌注和氧代谢情况设定目标血压，维持平均动脉压＞60 ～ 65mmHg；监测中心静脉压，保持其处于较低水平。联合 IABP 可以减轻左心室后负荷
3. 左心功能的监测	每日心脏超声检查观察和评估左心功能状态，观察左心室大小、主动脉瓣开放和关闭情况、左心室室壁运动，是否合并二尖瓣中－重度反流和心包积液等
4. 抗凝的管理	ECMO 插管前先首次给予肝素 100U/kg，后持续泵入肝素，维持适度全血凝固时间水平（160 ～ 220 秒）、活化部分凝血活酶时间水平（延长 1.5 ～ 2 倍），保证血小板计数≥ 50×10^9/L。临床中应遵循个体化原则，根据全血凝固时间、活化部分凝血活酶时间、抗凝血因子 Xa 水平、血小板和纤维蛋白原水平，血栓弹力图（TEG）检查，结合患者病情综合判断抗凝强度[1]
5. 抗感染的管理	积极预防和控制感染，根据患者特点、手术级别选择抗生素。监测炎症指标和及时留取病原学标本
6. 容量管理	严格限制液体入量，并积极处理容量超负荷已成为 ECMO 管理主要内容。VA-ECMO 维持容量相对较欠，满足 ECMO 引流，尽量降低心脏前后负荷，减轻静脉系统内压，改善脏器灌注。必要时联用持续性肾替代治疗
7. 通气管理	ECMO 通气：血流比＝ 1 :（1.5 ～ 2.0），维持二氧化碳分压 35 ～ 45mmHg，氧分压 200mmHg 左右。运行过程中采取保护性肺通气策略［平台压＜ 30cmH$_2$O；呼气末正压 5 ～ 15cmH$_2$O；吸入氧浓度＜ 50%；呼吸频率小于 10 次 / 分和总潮气量＜ 100ml］

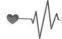

六、ECMO撤机指征

1. VA-ECMO的撤机标准

（1）心脏功能恢复良好，ECMO流量减至原流量的1/3或低于1.5L/min时，较少的血管活性药物能够维持满意的循环，自身脉压差＞20mmHg，外周组织和器官无灌注不良的表现。

（2）心脏功能评估：超声心动图动态评估左心室收缩性功能：主动脉速度-时间积分＞10，左心室射血分数（LVEF）＞30%，右心功能评估良好，心室壁运动协调。

2. VV-ECMO的撤机标准

（1）肺部原发病、肺功能以及影像学等情况改善。

（2）机械通气：吸入氧浓度＜50%，潮气量6～8ml/kg情况下，气道峰压＜30cmH$_2$O、气道平台压＜25cmH$_2$O，呼气末正压≤10cmH$_2$O，维持氧合满意。

（3）动脉血气分析：二氧化碳清除能力、氧合指数及内环境稳定。

3. ECMO撤机试验

（1）VA-ECMO撤机有快撤机和慢撤机两种方式。慢撤机即逐渐减小辅助流量，可每3～4小时下调约1L/min，或者每6～24小时下调0.5L/min，评估生命体征、血流动力学及心功能各项指标；快撤机直接将流量降至最低（1.5L/min），如患者在低剂量正性肌力药物作用下维持循环稳定，一般在1～2小时完成。如ECMO流量＜1.5L/min时，患者的混合静脉血饱和度＞65%，动脉血氧饱和度＞90%，超声心动图提示LVEF＞30%，生命体征趋于平稳，则可考虑撤机。

（2）VV-ECMO当流量仅为起始流量的20%～30%时，先停止向膜肺供气，继续转流，监测静脉氧饱和度，循环稳定后即可撤机。

1）由于在ECMO撤机过程中流量较低，血流缓慢，为避免血栓形成，应当调整肝素的用量，观察临床出血情况和全血凝固时间。

2）ECMO的撤除需由ECMO团队共同讨论，经由心脏超声等检查判定认为心脏功能恢复符合撤机指征后制订撤机方案，遵照撤机方案逐步撤机。

七、外科常见病种的ECMO临床应用

1. 心脏外科术后患者ECMO支持治疗[2-3]

（1）适应证：①心脏外科术后心源性休克的治疗；②心脏移植后严重供体器官功能衰竭的治疗；③心力衰竭终末期安装心室辅助装置或心脏移植的过渡治疗；④左心室辅助装置后右心衰竭的预防治疗。

（2）绝对禁忌证：①恶性肿瘤；②不可复性脑损伤以及严重的不可逆性多脏器损害。

（3）相对禁忌证：①心脏术后依然合并不能矫治的先天和后天疾病者；②心肺复苏时间超过30分钟者。

（4）心脏外科术后ECMO运行的管理：选用VA-ECMO循环及呼吸支持模式。ECMO期间血压可偏低，特别是在ECMO初期。成人ECMO平均动脉压不宜太高，维持在50～60mmHg即可。混合静脉血氧饱和度＞65%、脉搏血氧饱和度＞95%。乳酸＜2mmol/L或逐渐下降，提示组织灌注良好。

1）容量管理：维持中心静脉压低于8mmHg，左心房压低于10mmHg较为理想。中心静脉压过高可用利尿剂增加尿量，也可用肾替代治疗加速液体的排出。对于严重左心功能不全患者，经左心房放置引流管，可有效降低左心室前负荷，使左心室得到充分休息。在此期间常常因发热、利尿、肾替代治疗排除水分过多、酸碱失衡等因素，需要监测动脉血气分析和血流动力学，调整内环境平衡，对容量管理也是非常关键的。

2）药物调整：ECMO启动后逐渐降低正性肌力药物用量至维持量水平，保持心脏一定的兴奋性，并让心脏得到充分的休息。

3）抗凝管理：心脏外科手术后难以脱离体外循环机患者开始ECMO支持时，可使用鱼精蛋白中和肝素。术后密切观察患者胸腔、纵隔引流、渗血和出血量等情况。术后24小时逐渐增加肝素的入量。间隔2～3小时测定凝血功能，及时调整肝素用量。根据凝血功能监测结果，选择不同的治疗措施，包括药物和血液制品。

4）呼吸管理：包括保证呼吸通畅，避免肺泡萎陷，减少肺泡渗出，避免氧中毒。持续机械通气应该采用保护性肺通气策略，根据临床表现和动脉血气分析结果，综合评定心肺功能。期间应注意避免肺不张和肺部感染。

5）温度管理：注意保持体温在35～36℃。温度过高，机体氧耗增加。温度过低，易发生凝血机制和血流动力学的紊乱。

6）肢体并发症：对于股动脉插管患者，插管部位远端肢体缺血是常见的并发症。为了避免发生，可采用以下方法：①比较观察双侧肢体情况，如温度、颜色、周径等；②用适当的灌注管供血给远端下肢，建立远端灌注；③从肢体远端的灌注管泵入肝素，减少血栓形成。

在心脏外科术后ECMO支持治疗的管理中，循环功能的调控、凝血功能以及术后院内感染防控是需要重点注意的问题。

（5）心脏外科术后ECMO的撤机：脱机前应行多学科会诊确定脱机时机。脱机标准：①ECMO循环支持流量为患者正常心输出量的20%；②在停用或小量血管活性药物的条件下，血流动力学、心脏超声监测及动脉血气分析指标明显好转：血流动力学稳定，评价动脉压＞60mmHg，脉压＞20mmHg，中心静脉压＜10mmHg，左心室压＜12mmHg，LVEF＞40%，混合静脉血氧饱和度＞60%，乳酸＜2mmol/L；③无恶性心律失常。脱机时逐步调整正性肌力和血管活性药物的剂量，缓慢减少ECMO的流量，当流量减少至仅为患者血流量的10%时，可考虑停机。

2．ECPR患者ECMO的应用　体外心肺复苏是指在病因可逆的前提下，对已使用传统心肺复苏不能恢复自主心律或反复心搏骤停而不能维持自主心律的患者，快速实施ECMO支持治疗，提供循环及氧合支持的方法。

（1）适应证：①年龄18～75周岁；②心搏骤停发生时有目击者，并有旁观者进行传统心肺复苏，从患者心搏骤停到开始持续不间断高质量传统心肺复苏开始的时间间隔不超过15分钟；③导致心搏骤停的病因为心源性、肺栓塞、严重低温、药物中毒、外伤、ARDS等可逆病因；④传统心肺复苏进行20分钟无自主循环恢复、血流动力学不稳定或出现自主循环恢复但自主心律不能维持；⑤心搏骤停患者作为器官捐献的供体或即将接受器官移植的受体。

（2）绝对禁忌证：①心搏骤停前意识状态严重受损；②多脏器功能障碍；③创伤性出血无法控制，消化道大出血，活动性颅内出血；④左心室血栓；⑤严重的主动脉瓣关闭不全。

（3）相对禁忌证：①主动脉夹层伴心包积液；②严重的周围动脉疾病；③心搏骤停时间已超过60分钟。

医疗机构急救单元应确保体外心肺复苏的设备耗材能及时使用。如果符合体外心肺复苏适应证，在实施常规高质量复苏的同时，快速有效地进行置管和连接ECMO设备。

由于体外心肺复苏的紧急性及复杂性，需要ECMO团队的有效配合，实施者能够迅速建立经皮置管或外科切开置管，在预定的程序下进行有效的多学科合作。一般情况下，院外心搏骤停患者到达医院后，或发现院内心搏骤停患者，主诊医师即刻进行传统心肺复苏及高级生命支持，同时评估患者进行体外心肺复苏的指征。如果患者符合体外心肺复苏的入选标准且无禁忌证，则在有条件的环境就地进行置管和连接管路，并注意实施场地的院感防控。

置管方法取决于心搏骤停当时的环境，中心血管或周围血管均可作为置管血管。为方便置管及评估，建议配备超声仪器设备。置管方法首选超声引导下经皮股血管置管。由于股静脉在心肺复苏中容易操作，通常选用股静脉。

3. 肺栓塞患者ECMO的应用　肺栓塞的病理生理表现：深静脉血栓进入右房后，继而进入肺动脉阻塞左右主干及远端分支，使肺动脉阻力和肺动脉压增加，导致右室压力增加、功能减退、直至右心衰竭。肺动脉压增高会使右室壁张力增高会增加右心氧耗，同时体循环低血压减少冠脉血流会加重右室壁氧供不足，这种氧供/耗的不匹配严重时会导致右心梗死。右心功能减退继发左心室前负荷降低及室间隔向左侧移动，损伤左心舒张功能，最终导致低血压、心源性休克和心搏骤停。肺动脉栓塞继发的通气–血流比失衡、肺泡无效腔量增大，加重缺氧。继而激发血栓素B2和内皮素的释放，刺激肺动脉收缩，进一步增加肺动脉阻力，加重右心衰竭。气体交换障碍继发于血流动力学不稳定和右心室心排量的降低，引起混合静脉血氧饱和度下降、肺通气-灌注不匹配等，导致机体缺氧、呼吸困难，同时诱发心肌缺氧而加剧心肌损伤，因此呼吸系统与循环系统互为因果，最终引起心肺功能障碍[4]。

（1）适应证：①心脏外科术后大面积肺栓塞导致右心衰竭；②顽固性循环不稳定或心搏骤停的高危PTE患者。

（2）禁忌证：①恶性肿瘤；②不可复性脑损伤以及严重的不可逆性多脏器损害。

相关研究表明，ECMO置管前行溶栓治疗并未降低死亡风险，而年龄大于65岁和心肺复苏期间置管死亡风险分别增加3倍和6倍；ECMO未联合外科取栓患者30天全因死亡率是ECMO联合外科取栓患者的2～3倍，ECMO联合外科手术取栓或导管导向溶栓，可提高急性大面积肺栓塞（PE）患者生存率。大面积PE的高危患者，建议在未出现顽固性心源性休克或心搏骤停时建立ECMO辅助循环和呼吸，大面积肺栓塞患者早期积极应用VA-ECMO可明显获益。

（姜福清　刘　淦）

参考文献

[1]赵举, 崔勇丽, 刘刚.ECMO中的抗凝管理[J].中国急救医学, 2021, 41(7): 607–609.

[2]中国心胸血管麻醉学会, 中华医学会麻醉学分会, 中国医师协会麻醉学医师分会, 等.不同情况下成人体外膜肺氧合临床应用专家共识(2020版)[J].中国循环杂志, 2020, 35(11): 1052–1063.

[3]中国医师协会体外生命支持专业委员会.成人体外膜氧合循环辅助专家共识[J].中华医学杂志, 2018, 98(12): 886–894.

[4]万钧, 翟振国.特殊情况下的肺血栓栓塞症诊断和治疗——2018年《肺血栓栓塞症诊治与预防指南》解读[J].诊断学理论与实践, 2019, 18(1): 34–36.

中国医学科学院阜外医院深圳医院内科系统ECMO快速反应流程

一、ECMO团队组成

ECMO团队的组成见附4图1。

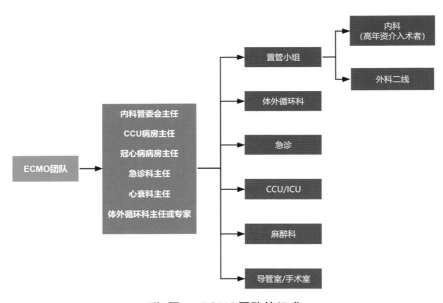

附4图1　ECMO团队的组成

二、ECMO团队成员职责

ECMO团队成员职责见附4表1。

244

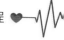

附4表1　ECMO团队成员职责

团队主任	内科管委会主任、CCU 病房主任、冠心病病房主任、急诊科主任、心衰科主任、体外循环科主任或专家	治疗总指挥，统筹协调团队成员工作，明确 ECMO 的适应证与禁忌证
置管小组	内科（高年资介入术者）	负责紧急情况下 ECMO 经皮穿刺置管，管路位置调整
	外科二线	负责 ECMO 切开置管，切口渗血 / 渗液的处理，后续的敷料更换，管路位置调整，ECMO 撤除的外科操作等
体外循环科	二线值班 1 人 巡机医师 1 人 预充医师 1 人	负责 ECMO 物品的准备和建立，运转过程中转速 / 流量，通气，温度控制，抗凝管理，机器设备的巡检及故障的处理，ECMO 相关数据的采集和分析等
急诊	急诊医师 1 人	对急诊患者进行初步评估、给予必要检查后做出初步诊断
CCU	医疗组长 1 人 管床医师 1 人	负责 ECMO 置入术后运行期间的日常管理
导管室 / 手术室	技师 1 人、护士 3 人	负责 ECMO 建立 / 撤除过程中抢救用药 / 用品准备，置管配合
麻醉科	麻醉医师 1 人	负责 ECMO 置入麻醉、气管插管

三、ECMO的适应证与禁忌证

　　ECMO的适应证与禁忌证如下（附4表2）。ECMO快速反应流程的启动，需要严格把握适应证与禁忌证[1]。

附4表2　ECMO的适应证

理想适应证	相对适应证
1. 年龄 < 65 岁	1. 适用于接受左心室辅助装置和心脏移植的慢性心肌病伴急性严重心力衰竭或败血症
2. 急性暴发性心肌炎	2. 缺血性心源性休克伴多器官衰竭或败血症
3. 急性心肌梗死合并心源性休克但无多器官衰竭	3. 心脏移植后发生慢性排斥反应和适合接受左心室辅助装置和再移植的终末期心力衰竭

续表

理想适应证	相对适应证
4. 心脏移植/心-肺联合移植后桥血管闭塞	4. 年龄＞65岁
5. 肺栓塞伴心源性休克	5. 高危PCI围术期短期ECMO支持
6. 院内心搏骤停和心脏术后不能脱机体外循环	6. 院外心搏骤停CPR抢救持续10分钟后仍未能恢复有效自主循环且无ECMO辅助禁忌证
7. 药物过量伴严重心力衰竭或心律失常	

ECMO的禁忌证包括：①存严重慢性肝硬化、终末期肾病和肝衰竭；②重型颅脑损伤；③恶性肿瘤；④年龄＞75岁；⑤存在抗凝禁忌证。此外，未修复的中重度主动脉瓣或二尖瓣；患者应慎用ECMO。

四、ECMO快速反应流程

1. 启动时机　ECMO的启动时机通常分为紧急情况和择期情况。至少2位以上主任确认后才能启动（内科管委会主任、CCU病房主任、冠心病病房主任、急诊科主任、心衰科主任、体外循环科主任或专家）。

紧急情况下，经由急诊PCI术者与内科二线向ECMO团队主任汇报确认后可启动流程。择期情况下，由患者所在内科病区主任及ECMO团队主任参与评估后，明确适应证与禁忌证的情况下，即可启动。

2. 置入与撤机的知情同意　在选择是否启动ECMO流程时，必须详细与患者家属沟通，规避医疗风险。务必如实告知患者病情、预后，ECMO抢救成功率及风险等，尤其是经济风险。原则上知情告知的责任人为术者或相关病房主任。在ECMO置入并运行后，尽可能固定医务人员与患者家属保持联系沟通。

3. ECMO术后患者去向　置入ECMO的患者应转至CCU、ICU进一步诊治与管理。

4. ECMO撤机指征　目前没有统一的ECMO撤机时机和指征，一般以病因去除、患者心功能恢复作为判断。ECMO的撤除需由ECMO小组共同讨论，经由心脏超声等检查判定认为心脏功能恢复符合撤机指征后制订撤机方案，遵照撤机方案逐步撤机。

　　患者心脏功能恢复的表现包括：①低剂量血管活性药物即可维持循环稳定，自身脉压差＞20mmHg；②心脏超声提示左心室LVEF＞20%～25%，左右心室心肌活动协调一致；③患者血流动力学平稳，外周组织和器官无灌注不良的表现。

　　ECMO撤机试验：在患者生命体征平稳的情况下，即可逐步降低ECMO流量，可每3～4小时下调约1L/min，或者每6～24小时下调0.5L/min，评估生命体征、血流动力学及心功能各项指标。如ECMO流量＜1.5L/min时，患者的混合静脉血饱和度＞65%，动脉血氧饱和度＞90%，超声心动图提示LVEF＞30%，生命体征趋于平稳，则可考虑撤机。

五、ECMO运行期间的管理

　　1. 组织多学科讨论制订诊疗方案　原则上急诊PCI患者由CCU负责组织多学科讨论；非急诊PCI患者由原所在病房负责组织多学科讨论。

　　2. 日常管理　ECMO建立之后每天早上由CCU、体外循环、内科、外科等组成的ECMO小组共同进行病例讨论，并制订当日ECMO管理目标，严格遵照执行：ECMO的转速/流量、通气、温度控制、抗凝管理等的调节，必须由ECMO小组共同讨论后由体外循环ECMO人员实施（附4表3）。

附4表3　ECMO运行期间的管理

管理内容	目标和原则
1. 辅助流量的管理	以保证氧供，又不增加左心室后负荷为标准，保证有效循环血量、血流动力学稳定
2. 血压的管理	结合患者器官血流灌注和氧代谢情况设定目标血压，维持平均动脉压＞60～65mmHg
3. 左心功能的监测	每日心脏超声观察左心室大小、主动脉瓣开放情况、左心室室壁运动，是否合并二尖瓣中-重度反流和心包积液等

管理内容	目标和原则
4. 抗凝的管理	持续泵入肝素，维持适度全血凝固时间水平（180 ~ 220 秒）、活化部分凝血活酶时间水平（延长 1.5 ~ 2 倍），保证血小板计数 $\geqslant 50 \times 10^9/L$[2]
5. 抗感染的管理	积极预防和控制感染，根据患者特点、手术级别选择抗生素。监测炎症指标及及时留取病原学标本

六、不同病种的ECMO启动流程

1. 急性心肌梗死合并心源性休克（附4图2）[3-4]

（1）适应证：①收缩压小于90mmHg，心脏指数＜2.0L/（m²·min）；②同时伴随终末器官低灌注的表现，例如四肢湿冷，意识状态不稳定，补液复苏后收缩压仍小于90mmHg，血清乳酸＞2.0mmol/L且进行加重，尿量＜30ml/h；③依赖两种以上的血管活性药或血管加压素，主动脉内球囊反搏支持不足以维持稳定的血流动力学。

（2）禁忌证

1）绝对禁忌证：严重不可逆的除心脏外的器官衰竭，影响存活（如严重缺氧性脑损害或转移性肿瘤）；不考虑移植或植入长期心室辅助装置的不可逆心脏衰竭；主动脉夹层等。

2）相对禁忌证：严重凝血障碍或存在抗凝禁忌证，如严重肝损伤；血管条件差（如严重外周动脉疾病、过度肥胖、截肢）等。

2. 暴发性心肌炎（附4图3）

（1）适应证：①心脏指数＜2L/（m²·min）；LVEF＜40% ~ 45%，左心室短轴缩短率＜26%；②动脉血气分析指标：酸碱度＜7.15、碱剩余＜–5mmol/L、乳酸＞4.0mmol/L且进行性加重，尿量＜0.5ml/（kg·h），毛细血管再充盈时间＞3秒，中心静脉氧饱和度＜50%；③使用两种或两种以上正性肌力药/血管活性药物，且大剂量维持下仍存在低血压，如果以上情况持续达3小时以上，需紧急启动ECMO；④出现或反复出现心室颤动、心搏停止或无脉电活动、短阵室性心动过速、三度房室阻滞等严重心律失常，经抗心律失

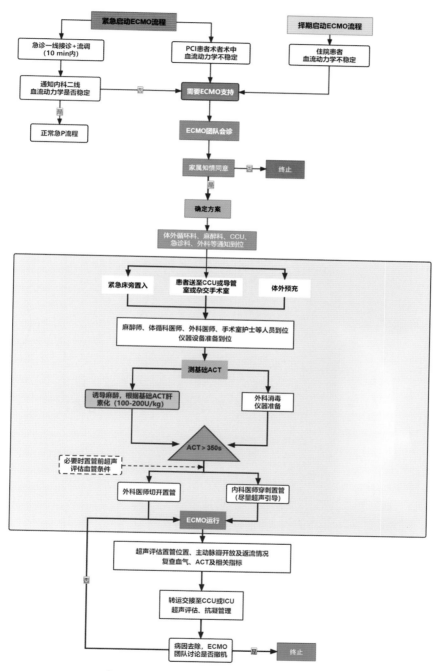

附4图2　急性心肌梗死患者ECMO流程图

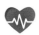

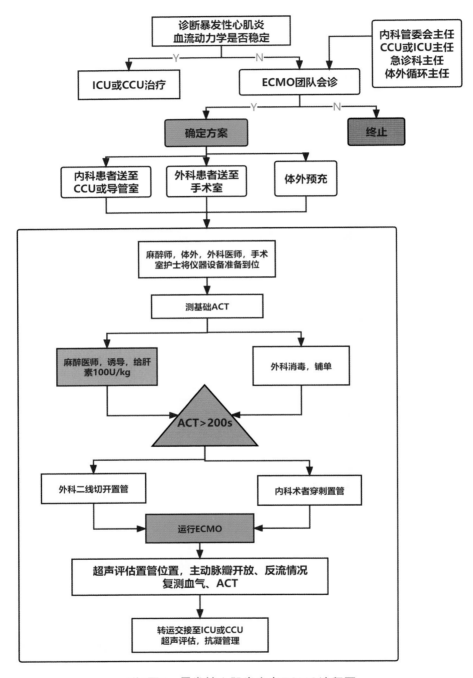

附4图3　暴发性心肌炎患者ECMO流程图

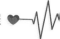

常药物、正性肌力药物或临时心脏起搏器等处理，仍不能维持有效循环者；⑤心搏骤停经传统心肺复苏15分钟后仍不能维持自主循环者。

（2）禁忌证：①严重脑功能障碍或已明确脑死亡者；②长时间严重代谢性酸中毒，如乳酸＞10mmol/L持续10小时以上；③长时间严重多器官功能障碍综合征。以上对"禁忌证"的规定，除严重脑功能障碍或明确脑死亡者外，其余均非绝对，如多脏器功能不能恢复，病死率极高，且存活者后遗症多，临床医生需时刻警惕多器官功能障碍综合征的发生与发展，及时建立ECMO。

3．ECPR患者ECMO流程（附4图4）

（1）适应证：①年龄18～75周岁；②心搏骤停发生时有目击者，并有旁观者进行传统心肺复苏，从患者心搏骤停到开始持续不间断高质量传统心肺复苏开始的时间间隔不超过15分钟；③导致心搏骤停的病因为心源性、肺栓塞、严重低温、药物中毒、外伤、ARDS等可逆病因；④传统心肺复苏进行20分钟无自主循环恢复、血流动力学不稳定或出现自主循环恢复但自主心律不能维持；⑤心搏骤停患者作为器官捐献的供体或即将接受器官移植的受体。

（2）禁忌证

1）绝对禁忌证：①心搏骤停前意识状态严重受损；②多脏器功能障碍；③创伤性出血无法控制，消化道大出血，活动性颅内出血；④左心室血栓；⑤严重的主动脉瓣关闭不全。

2）相对禁忌证：①主动脉夹层伴心包积液；②严重的周围动脉疾病；③心搏骤停时间已超过60分钟。

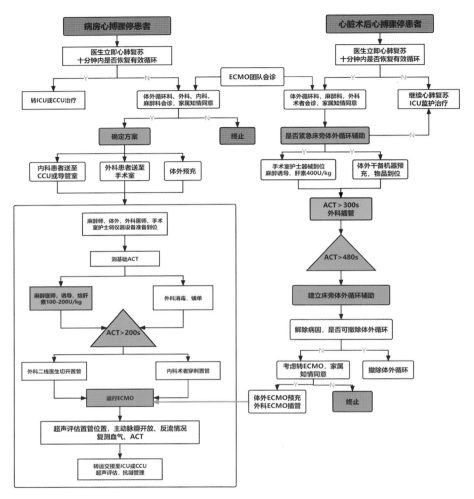

附4图4　ECPR患者ECMO流程图

（卢永康　刘　淦　姜福清）

参考文献

[1]颜红兵, 陈韵岱, 郭静萱.要合理应用体外膜肺氧合[J].中国介入心脏病学杂志, 2019, 27(11): 601–602.

[2]赵举, 崔勇丽, 刘刚.ECMO中的抗凝管理[J].中国急救医学, 2021, 41(7):

607-609.

[3]中国心胸血管麻醉学会, 中华医学会麻醉学分会, 中国医师协会麻醉学医师分会, 等.不同情况下成人体外膜肺氧合临床应用专家共识(2020版)[J].中国循环杂志, 2020, 35(11): 1052-1063.

[4]中国医师协会体外生命支持专业委员会.成人体外膜氧合循环辅助专家共识[J].中华医学杂志, 2018, 98(12): 886-894.